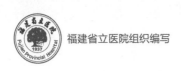 福建省立医院组织编写

弥补出生之憾——先天性心脏病就医指导

主 编

翁国星

U0235613

人民卫生出版社
·北 京·

图书在版编目（CIP）数据

弥补出生之憾：先天性心脏病就医指导 / 翁国星主编 . -- 北京：人民卫生出版社，2021.12

（常见病就医指导丛书）

ISBN 978-7-117-32560-8

Ⅰ. ①弥… Ⅱ. ①翁… Ⅲ. ①先天性心脏病 – 诊疗 Ⅳ. ① R541.1

中国版本图书馆 CIP 数据核字（2021）第 267357 号

| 人卫智网 | www.ipmph.com | 医学教育、学术、考试、健康，购书智慧智能综合服务平台 |
| 人卫官网 | www.pmph.com | 人卫官方资讯发布平台 |

常见病就医指导丛书

弥补出生之憾——先天性心脏病就医指导

Changjianbing Jiuyi Zhidao Congshu

Mibu Chusheng zhi Han——Xiantianxing Xinzangbing Jiuyi Zhidao

主　　编：翁国星
出版发行：人民卫生出版社（中继线 010-59780011）
地　　址：北京市朝阳区潘家园南里 19 号
邮　　编：100021
E - mail：pmph @ pmph.com
购书热线：010-59787592　010-59787584　010-65264830
印　　刷：保定市中画美凯印刷有限公司
经　　销：新华书店
开　　本：787 × 1092　1/32　印张：4.5
字　　数：79 千字
版　　次：2021 年 12 月第 1 版
印　　次：2022 年 2 月第 1 次印刷
标准书号：ISBN 978-7-117-32560-8
定　　价：32.00 元

打击盗版举报电话：010-59787491　E-mail：WQ @ pmph.com
质量问题联系电话：010-59787234　E-mail：zhiliang @ pmph.com

主　编

翁国星

编　委（按姓氏拼音排序）

蔡文龙　陈海宇　陈远翔　陈美榕　陈发林　窦　志

戴超俊　黄　杰　雷立华　林秀霞　林　禾　林滇恬

林春锦　林　妍　李　雁　阮秀璇　王新康　王瑭颖

吴福春　严李程　杨　芳　叶振盛　殷　磊　张都生

郑富臻　朱　慧

3

丛书编委会

主任委员

邱贵兴　毛群安　李长宁

副主任委员

王　辰　支修益　刘友良　张英泽　胡大一

姜保国　贾伟平　蔡顺利　滕皋军

委员（按姓氏笔画排序）

王双苗　王拥军　王建祥　王晓军　卢光明

田向阳　刘　彤　刘华锋　刘秀荣　汤　捷

汤朝晖　孙　桐　阴祯宏　李小宁　李天佐

吴安石　吴欣娟　吴新宝　何建章　汪德清

沈　洪　张西峰　张红苹　张澍田　武冠中

易学锋　郑月宏　赵　宇　俞光荣　宦小晶

秦　耕　敖英芳　柴益民　倪　青　徐水洋

徐静东　翁国星　黄　浩　董海原　曾小峰

虞江丽　裴福兴　霍　焱

执行秘书长

刘友良　田晓犁　王占英

序

第七次全国人口普查数据显示,我国 2020 年出生人口约为 1200 万,以我国出生缺陷总发生率为 5.6% 推算,2020 年新增出生缺陷数约 67 万例。因出生人口数量庞大,我国是世界上先天性出生缺陷人口大国。

在所有的先天性出生缺陷中,先天性心脏病(简称先心病)是最常见的先天性出生缺陷,约占所有出生缺陷的 40% 以上。先心病是指在胚胎发育时期由于心脏及大血管的形成障碍或发育异常而引起的解剖结构异常,或出生后应自动关闭的通道未能闭合(在胎儿属正常)的情形。

先心病发病原因目前尚不完全明确,包括遗传因素和环境因素,如妇女妊娠时吸烟、酗酒、吸食毒品、服用某些药物、感染,特别是病毒感染、环境污染、射线辐射等都会使胎儿心脏发育异常的可能大大增加,尤其妊娠前 3 个月感染风疹病毒,会使孩子患上先心病的风险显著升高。

先心病的种类很多,其临床表现主要取决于畸形的大小和复杂程度,大多数先心病患者会出现反复上呼吸道感染及肺炎、生长发育差、消瘦、多汗、心悸、胸闷、气喘等症状。

说起先心病,很多人可能都听说过,但又很陌生。如果家里有先心病的宝宝,而对疾病的诊断及治疗又缺乏基本了解,家长们就会非常焦虑和紧张。其实,先心病只要诊断及时,绝大部分都可以得到有效治疗,很多患儿手术后可以跟正常人一样生活、工作、运动,甚至有些还能成为专业运动员。

所以,编写一本专门介绍先心病的科普读物,可以帮助社会大众,尤其是家有先心病患儿的家长们正确了解相关知识,以便尽早到相应的科室就诊,与专科医生建立联系,从而达到早诊断、早治疗、早康复的目的。

《弥补出生之憾——先天性心脏病就医指导》就是这样一本书。这本书具有以下几个特点:第一,该书将临床工作中遇到的社会大众尤其是先心病患儿家长们最关心的、最经常问的问题进行罗列和整理,挑选出200多个问题进行生动明了的回答,并以患儿家长就诊流程顺序将内容逐一呈现,图文并茂,内容翔实。第二,该书的作者队伍阵容强大,都是长期深耕于临床一线的各个相关学科医生,能充分了解患儿家长关切的问题,并给予深入浅出的回答。第三,该书阅读起来通俗易懂,科学性、实用性、指导性强,让读者看得懂、学得会、用得上、离不开、爱不释手。

读者通过阅读本书,可以起到"对照症状早就医,明明白白去看病,诊断明确话治疗,高高兴兴保康复"的作用。希望这本先天性心脏病科普读本的出版能在解答患儿家长关切问题、指导科学就医、理顺就医过程等方面发挥作用,并最终能改善患儿治疗预后,为实现健康中国梦做贡献。

中国工程院院士

国家心血管病中心主任

中国医学科学院阜外医院院长

胡盛寿

目 录

一、孕期检查早知道

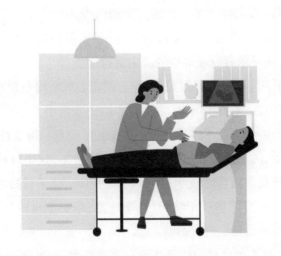

 孕期做什么检查可以查出先天性心脏病

在整个孕期可以通过三个步骤进行先天性心脏病的筛查。

第一步是在孕早期，在孕13～14周，做颈后透明层检查,胎儿的颈后透明层厚度称为 NT,现在很多家长都知道如果 NT 增厚,如大于 3.0mm,那发生复杂性先天性心脏病的概率就会明显增加。所以如果发现 NT 增厚,需要做染色体方面的检查,即遗传方面的检查。

第二步是孕中期超声的大排畸检查,这时可以对胎儿重要器官是否存在缺陷进行筛查,一旦发现心血管系统存在问题,应寻求有专业资质的医生进行检查。

第三步是胎儿心脏超声检查,明确心脏结构是否异常及严重程度。在孕早期时胎儿的心脏还非常小且不成熟,做胎儿心脏超声还不容易发现心脏结构的畸形。但是在孕 17 周以后,随着心脏的长大,羊水也慢慢增多,这个时候再进行心脏超声就会比较明显,如果时间过晚,孩子骨骼的发育会对心脏显像造成干扰,且在孕晚期,孕妇羊水较少,对检查图像的质量也会有影响。

看胎儿心脏结构的最佳时期是在孕 22 ～ 25 周,80% 的先天性心脏病患儿可以在这个阶段被发现。

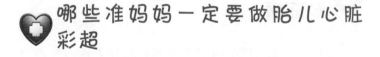 **哪些准妈妈一定要做胎儿心脏彩超**

以下这些准妈妈一定要做胎儿心脏彩超。

1. 妊娠期尤其妊娠早期有过病毒感染(流感病毒以及

某些宫内病毒感染,如风疹病毒)的孕妇。

2. 孕妇妊娠早期接触化学物品。如妊娠期服用某些药物,如苯丙胺、黄体酮类、雌激素类、抗惊厥药等。

3. 孕妇患有糖尿病,孕期血糖控制不佳。

4. 孕妇有先天性心脏病家族遗传史。

5. 高龄孕妇。

6. 孕早期准妈妈接受医学放射性检查,居住地和工作场所有新装修情况等。

做彩超检查对胎儿有影响吗

彩超对孕妇及胎儿无辐射影响,是目前最无创、安全的检查手段,目前彩超对胎儿心脏畸形的检出率也大大提高,是一种理想的检查手段。

胎儿心脏彩超和普通心脏彩超分别有什么作用

胎儿心脏彩超是透过孕妇腹壁、子宫及羊水,再通过胎儿胸壁进行的心脏超声检查,是一种能够帮助人们了解胎儿动态心腔内结构、心脏的搏动和血液流动情况的无创检测手段,用于发现胎儿早期严重的心血管畸形,最佳检查时机是孕22～25周,但由于仪器设备、检查医务人员技术经验不同,其准确度不同。

普通心脏彩超是直接经胸壁对心脏是否存在病患的一种检查方法,是目前诊断心内畸形的推荐常规检查,胎儿心脏彩超发现心脏畸形,出生后要通过普通彩超加以确诊。

胎儿心脏彩超可以发现哪些问题

胎儿心脏彩超可以发现一些普通的心脏病,如室间隔缺损、单纯肺动脉瓣狭窄和一些复杂预后不良的心内畸形,如单心室、房室共同通道,完全性大动脉转位,左、右心室发育不良,肺动脉闭锁等以及心脏外的一些畸形,如主动脉缩窄、主动脉弓中断、永存动脉干等。可通过胎儿彩超检查的结果咨询心脏外科专业医生,评估患儿病情及预后,结合自身特点选择是否继续妊娠、分娩。

准妈妈在什么时候进行胎儿心脏彩超检查最好

一般孕早期13～14周的NT彩超有助于判断胎儿唐氏综合征合并先天性心脏病的高发风险,这个时期无法看清胎儿心脏的结构;随着胎儿的长大,最佳的胎儿心脏检查

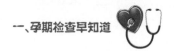

时期是在孕 22 ～ 25 周,这段时间看胎儿的心脏结构非常合适,80% 的先天性心脏病胎儿可以在这个阶段被发现,可以尽早地进行人工干预。

哪里可以做胎儿心脏彩超

要去正规的医院找有资质的医生进行胎儿心脏彩超检查,尤其是在经过检查提示胎儿心脏有问题的时候,建议到当地三甲医院找有胎儿心脏检查资质的超声医生检查,然后将结果给心脏外科医生评估。

三维、四维彩超会比二维彩超更好吗

对于先天性心脏病畸形的排查,二维胎儿心脏彩超要比三维、四维彩超更细致,即便四维彩超检查发现胎儿的心脏有问题,仍有必要做进一步细致的二维胎儿心脏彩超。通过胎儿心脏彩超,可以更好地了解胎儿的动态心脏结构、心脏搏动和大血管血流。目前,它是一种对人体损伤小的检测方法,主要功能是检查心脏形态是否异常。

三维、四维彩超只是一种设备技术的变革,与二维彩超没有实质区别。简单地说,三维、四维彩超是通过二维彩超重建的图片和画面。在诊断上，即便是大排畸，三维、四维彩超没有任何更有利的地方。如果选择做三维、四维彩超看可爱宝宝的立体图像和影像，建议在正规医疗单位找有资质的医生进行评估。

胎儿心脏彩超准确吗

胎儿心脏彩超需要在胎儿合适体位状态下，由经验丰富的有胎儿心脏彩超诊断资质的医生进行判断，根据国内地区性差异、医疗设备和诊断水平的不同，胎儿心脏彩超的准确率不同，当怀疑有心脏畸形，建议到当地或者上级权威医院进行复查，并将异常问题与心脏外科专业医师进行沟通。

胎儿心脏彩超哪些异常不用紧张，哪些先天性心脏病不是"病"

胎儿心脏彩超查出一些先天性正常解剖变异家长不需要紧张，如单纯右位主动脉弓、右位心不合并其他畸形、单纯永存左上腔静脉、单纯的迷走锁骨下静脉、卵圆孔未闭、动脉导管在胎儿期属于正常结构，如果出生后成长到一定年龄，还未闭合才属于先天性心脏病。

胎儿心脏彩超有问题怎么办

胎儿心脏彩超确实有问题,需要确认所在检查的单位是否有心脏外科专业医生可以咨询,如果没有,建议到三级甲等权威医院进行复查和咨询。

胎儿心室强光点是心脏病吗

在孕期做胎儿系统 B 超或者胎儿心脏彩超时,很多孕妇会发现胎儿的心脏存在有强光点,绝大部分都出现在左心室,其实胎儿心室内点状强回声是一个声像图表现而不是一种心脏畸形,更不是一种心脏异常诊断。但由于心脏超声常能看到,中期妊娠超声图上显示心室内强回声点的发生率为 2.1% ~ 5%,也有报道为 0.5% ~ 20%。目前对该现象的发生机制还不清楚,可能的原因包括如下几方面。

1. 如果是单纯性的心室强光点,其他产检没有异常,往往提示是生理性的表现,主要是由于局部钙化引起。

2. 如果心室强光点合并其他的超声指标异常,要仔细地寻找是否存在染色体畸形,必要时做羊水穿刺进行判断。对于胎儿心室强光点,应该重点判断是孤立性的,还是合并其他超声指标异常,根据是否存在其他超声指标异常,选择是否进一步进行其他产检项目。

所以，单纯性心脏存在强光点是正常的，而如果合并其他超声指标异常时，一定要排除胎儿染色体畸形。

♥ 胎儿心脏彩超有问题，"留"还是"流"

对于胎儿期诊断出先天性心脏病，尤其考虑普通先天性心脏病房间隔缺损或／和室间隔缺损，出生后有自愈的可能性，而且出生后即便不能自愈，可通过目前的医疗技术达到根治，根据病种不同可通过不同的微创技术治疗，还有复杂先天性心脏病里一些发育良好的法洛四联症、完全性肺静脉异位引流等，通过外科治疗可以达到正常人的生活质量及预期寿命；对于极为复杂的一些心脏畸形，如左、右心室发育不良，单心室，共同房室通道，完全性大动脉转位，肺动脉闭锁，永存动脉干，主动脉弓中断等复杂先天性心脏病，需要根据自身经济情况及患儿是否为"珍贵儿"，咨询心脏外科专业医生后根据医生对患儿手术风险及预后的详细介绍，选择是"留"还是"流"。

先天性心脏病预防很重要，如何预防？请扫码收听。

二、疾病预警:孩子有了这些症状要当心

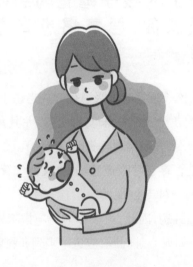

孩子出生后出现哪些情况,要怀疑患有先天性心脏病

　　以下情况需要警惕:孩子出生后出现口唇青紫,呼吸时鼻翼扇动、费力,呼吸浅快等呼吸困难表现;喂养时不能连

续吸奶、吃奶量少等喂养困难表现;爱哭闹,尤其在喂养时哭闹明显,大汗等表现;出生后出现难治的新生儿肺炎等都需要警惕新生儿是否患有先天性心脏病。

刚出生的孩子睡觉时有呻吟声或呼吸急促,要警惕患有先天性心脏病

刚出生的孩子睡觉时呼吸急促首先考虑生理性原因,此时他们身体的各个器官尚未发育完善,尤其是鼻腔较短且鼻道也比较窄,很容易出现睡觉时有呻吟声或呼吸急促。另外需要排除是否存在呼吸道感染、先天性气管异常的情况。心脏彩超作为一种无创性的医学检查手段,可以明确是否患有先天性心脏病,因此,可以作为一项排除先天性心脏病的常规检查。如无心脏问题,应进一步到儿科就诊咨询。

哪些细节不能忽略,要带孩子去检查心脏

喂养困难,经常患有感冒、肺炎,得了肺炎后难以治愈,生长发育较同龄儿迟缓;不爱动或活动后气促、口唇青紫,

活动后出现过晕倒。另外,孩子的面容与正常孩子有明显差别,如眼距宽、出现小精灵样面容等,要带孩子去检查心脏。

超过一半的先天性心脏病患者早期是无症状的。但是,如果你发现孩子运动耐力下降,玩的时候喜欢时不时地蹲下来休息,口唇较正常孩子青紫或者手指、脚趾像小鼓槌儿一样,要高度怀疑患有先天性心脏病。

孩子心脏有杂音都是先天性心脏病吗

心脏杂音分为生理性杂音和病理性杂音,有的小孩子比较瘦弱,胸壁薄,血流经过心腔并在血管内流动时,通过心脏内结构及血管等震动形成的血流漩涡会产生杂音。生理性杂音为"正常杂音",一般为收缩期,音调弱而短,可通过心脏彩超排除先天性心脏病。因此,并非有杂音就是先天性心脏病。

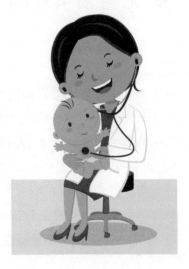

孩子经常叹气、平常容易出汗是否就有先天性心脏病

这种症状并不是先天性心脏病的典型表现,要观察孩子叹气是因为呼吸不顺畅,还是心理原因。易出汗的孩子特别多,要观察是在疲乏、劳累的时候出汗还是平时安静状态下出汗。观察孩子活动后是否有气促、面色苍白或者口唇青紫表现。如无法明确,建议进行心脏彩超检查,明确诊断。

孩子肺部感染,医生为什么说是心脏病引起的

并非所有的肺部感染都是心脏病导致的,只是患有心脏病的孩子因心脏结构异常,导致肺充血,或随着孩子心脏负担的加重导致心力衰竭后加重肺瘀血,容易出现肺部感染甚至出现难以治愈的肺部感染。有研究指出,反复和难治的肺部感染与患儿免疫功能低下及免疫功能调节紊乱有关,如室间隔缺损、房间隔缺损的患儿血液检查提示免疫功能异常。但是,目前在临床上因心脏病导致患儿反复出现肺部感染及难以治愈的肺部感染,经手术治疗心脏原发病后,肺部感染的发生明显减少,因此,由心脏病肺充血导致

的肺部感染,在患儿肺部感染控制后或无法控制时应积极治疗心脏病。

补充阅读

为什么患先天性心脏病的孩子长不大,爱感冒

先天性心脏病分为很多种,孩子长不大、爱感冒大多是左向右分流型的先天性心脏病患儿,而这一部分患儿往往占先天性心脏病的半数以上,包括大型的室间隔缺损、房间隔缺损、动脉导管未闭,由于肺部血量增多,出现肺充血,肺间质经常处于充血水肿状态,肺泡膜的屏障功能就会被破坏,对空气中病毒的抵抗力就会降低,自然就会容易感冒,而且容易发展为肺炎。所以大型室间隔缺损,可反复发生感冒、肺部感染,而这部分患儿应早期手术,从而获得最佳疗效,目前的医疗技术水平很容易诊断和治愈该部分患者。由于超声技术的普及,多数的先天性心脏病患儿在胎儿期都能在当地医院被诊断出来。关键的问题是初步筛查出胎儿可疑先天性心脏病后,作为父母该怎么做? 首先应找有胎儿心脏彩超诊断资质的医生去复查。根据检查结果,请心脏外科专业医生进行评估,再结合自身家庭

特点选择是否继续妊娠，而不是，听到"先天性心脏病"就以为天都塌了，要求立即终止妊娠。

心脏的位置结构

人的心脏位于胸腔内，两肺之间，正常人的心脏在胸腔靠左的位置，心尖指向下方，在内脏反位的患者中，内脏犹如照镜子一样，与正常人的位置刚好相反。心脏的结构像是两组泵，功能是将回流入心脏的血泵入肺脏和全身。

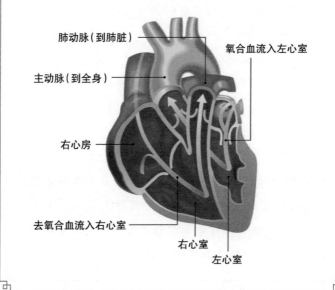

肺动脉（到肺脏）

氧合血流入左心室

主动脉（到全身）

右心房

去氧合血流入右心室

右心室

左心室

正常人的心脏像个两层小楼,共四个房间,左、右两个房间之间都由一堵完整的墙隔开,上、下的房间各有一个单向的门。楼下两个房间各有一个单向的门通向肺和全身。楼上的两个房间分别叫左心房和右心房,楼下两个房间分别叫左心室和右心室,心脏里的两堵墙叫房间隔和室间隔,四个单向的门分别是心脏的四个瓣膜。

三、做好准备去就医

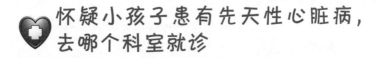 **怀疑小孩子患有先天性心脏病，去哪个科室就诊**

应该去有开展先天性心脏病手术的医院心脏外科（心血管外科 / 胸心外科）就诊，如为单纯先天性心律失常，应到小儿内科或心内科就诊。不同地区医疗水平不同，一般应该去三级甲等医院。

去看病时应该带哪些资料和物品

需要携带之前的病历资料及检查报告，因为其他疾病可能与目前的心血管系统相关，如川崎病、甲状腺功能异常等。尽量将患者的详细病历资料带齐，有助于医生诊断。去看病时需要将社会保障卡或门诊卡进行激活或充值缴费，以免无法现场挂号使用，耽误时间。

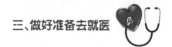

医生一般会问什么问题,应该怎么准备

医生的问题都是围绕疾病和既往史、家族史进行的,应该对患儿的症状出现的时间、有无加重,以前有没有检查过、发现过什么问题,有没有治疗,疗效如何,父母亲本人或者患者兄弟姐妹是否有类似情况等方面,做到心里有数。

放松心态,根据医生的问题,回答自己知道的内容就好了。

 第一个宝宝是先天性心脏病,二胎也会有? 关于先天性心脏病的认识误区,请扫码收听。

首诊结束就会安排住院吗,需要带哪些生活用品

当明确诊断,需要住院治疗时,应根据床位情况来决定,不同地区、不同医院差异比较大,有床位,可以直接安排住院检查;无床位,可一边等待床位,一边完善相关术前检查,手术前肯定会安排好床位的。如果没有特殊的必需品,医院内或者周边超市都可以买到,无需携带。

先天性心脏病手术居民医保能报销吗

目前国内居民医疗保险是可以报销先天性心脏病治疗费用的，不同的疾病存在报销比例不同，如一些按病种付费的和复杂先天性心脏病报销的比例就不同；不同地区，报销的比例也存在差异，有的地区是完全免费救治的。因此，治疗前可具体咨询当地的医保部门。

贫困家庭的孩子患有先天性心脏病，该如何获取社会捐助及医院支持

目前国内针对先天性心脏病的救助力度很大，一些区域对指定先天性心脏病治疗是完全免费的。另外，国内目前一些医院还有先天性心脏病救助基金，大部分普通先天性心脏病（房间隔缺损、室间隔缺损、动脉导管未闭等）的患者，所需的治疗费用一部分可通过社会保险报销完，其余费用可由救助基金覆盖的。除此之外，花费较大的贫困家庭，通过医院给予的所需证明材料后可申请社会捐助。不同地区的贫困家庭孩子的先天性心脏病治疗救助可咨询当地医保部门、民政部门及治疗医院主管医生。

四、医学检查要做好

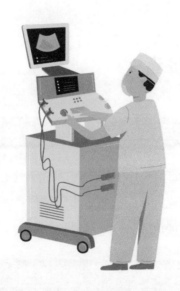

 怀疑先天性心脏病要做哪些检查

心脏听诊、X 线检查、心电图、心脏彩超、动态心电图、食管心电图、心脏导管检查、CT 心脏造影等。

常规检查和非常规检查有哪些

常规检查:心脏听诊、X 线检查、心电图、心脏彩超。

非常规检查:动态心电图、食管心电图、心脏导管检查、CT 心脏造影。

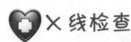 # X 线检查

什么情况下先天性心脏病需要做 X 线检查

X 线检查,即拍胸片,当怀疑患有先天性心脏病时,常需要拍胸片;已知先天性心脏病患儿"感冒"严重时,更要拍胸片检查,了解肺部情况及心脏大小。

做 X 线检查时有什么注意事项

遮挡性器官,去除金属物品。

X 线有辐射作用,对身体有什么损害

X 线会产生电离辐射,大剂量电离辐射会对人体造成辐

射损伤,包括穿透细胞、破坏 DNA,甚至诱发癌症等;不过,也不用太担心,医用 X 线辐射剂量小,拍胸片时对人体危害小。拍胸片没有规定多久做一次,主要根据病情的需要,不要因为害怕辐射损伤,而延误病情。

♥ 如何防护 X 线辐射损伤

穿戴铅衣遮挡(医院均有配备);人体对于 X 线辐射的反应不一样,其中性腺敏感性强,因此,拍胸片时记得遮挡下半身。

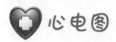 心电图

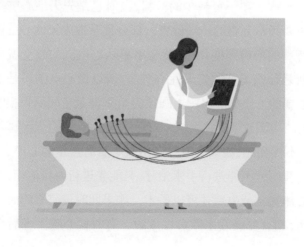

♥ 先天性心脏病为什么要做心电图

很多人认为单凭心脏彩超就可以诊断先天性心脏病，为什么还要多此一举再做心电图呢？

我们可以把心脏比作房子，心脏彩超是检查房子的结构好不好，而先天性心脏病刚好是由于心脏的结构出现异常，比如门堵住了，门没关紧，或者门开口弄错了等。心电图则可以检查房子里面的电线有没有损坏，先天性心脏病患者的房间结构出现问题，那么也有可能房间内电线结构出现紊乱，所以需要查心电图来明确有没有异常。

由于心电图是反映心脏活动时的电生理变化，所以可以明确心脏畸形的严重程度及血液流动的改变，是诊断先天性心脏病一项不可缺少的资料，同时也是先天性心脏病术后需要经常复查的一项检查。部分复杂性先天性心脏病有着特殊的心电图变化，也就是单单从心电图的改变就可以判断是什么类型的先天性心脏病，所以做心电图还是十分有必要的。比如心电图上圆顶尖角 T 波是室间隔缺损的特征性心电图改变。

不仅如此，如果心电图做出来心脏有严重的心律失常，那么暂时就不能进行手术治疗，只能先进行内科治疗，严重的心律失常消失后才可以手术。如果此时没有查明而贸然手术，则有可能发生致命性危险。有时候心脏手术后会新发心电异常,这是外科心脏病术后常见的并发症之一,所以术后24小时、3个月也是需要监测心电图的。当然多数情况下心电图的改变跟心脏的结构改变有关系,手术治疗成功后这些心电图异常有可能就消失了,有少部分心律失常会持续终身,通常对预后并无多大影响。

心电图具有操作简便、价格低廉、无创伤性等优点,所以适用范围广,许多无明显症状的先天性心脏病可由偶然一次心电图检查而被发现。特别是在不发达地区,由于人们缺乏健康意识,小孩生病后缺乏相应的检查,如果有心电图检查就可以对先天性心脏病进行初步筛查。

综上所述,根据心电图变化特征不仅可以帮助临床医生诊断,还可以据此估计患儿血流动力学的变化情况,方便医生拟定治疗措施。故在结合其他临床资料的基础上,心电图检查应该是诊断先天性心脏病不可或缺的辅助手段,对先天性心脏病患儿的早期诊断、治疗和预后都有着重要作用。

♥ 心电图和心脏彩超对先天性心脏病的诊断有什么区别,哪个更准

两者检查目的不一样,心电图检查电线是否出现问题,心脏彩超检查房子结构有没有问题,没有哪个更准的说法,

由于这两个都是无创、简便的检查方法，对于心脏都是常规检查手段。

♥ 体检时心电图上哪些诊断提示有先天性心脏病

心电图异常可表现为以下几个方面。

1. 窦性心动过速。由于缺血缺氧，心脏会代偿性加快跳动，在心电图上就表现为心动过速。但是很多小朋友做检查时都会出现心动过速，这是因为他们不懂要怎么检查，会感到害怕、紧张，甚至哭闹、不配合、拒检，因此很容易出现心动过速，所以真正由心动过速看出有无先天性心脏病的病例十分罕见。

2. 完全或不完全性右束支传导阻滞。是先天性心脏病患者最常见的心律失常，这是由于大部分的心脏病都以右心室扩张为首发病理生理改变，所以容易引起右束支的阻滞。

3. 电轴偏移。可以分为电轴左偏、右偏和重度右偏，一般比较常见的是电轴右偏，也是由于右心室负荷过重引起的，但是一般正常小孩电轴也可见右偏，所以重度右偏时意义才比较大。

4. P波异常。主要是左、右心房肥大的心电图改变，可

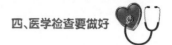

表现为 P 波增宽或高尖。

5. 左心室高电压。正常情况下，儿童左心室电压较成人高，所以儿童高电压标准和成人有所差异，如果超出儿童正常电压范围可诊断为左心室高电压，但很多瘦高型儿童也可表现为显著左心室电压升高，多无临床意义。

6. 房室传导阻滞。可以分为三个度，通常Ⅰ度比Ⅱ度轻，Ⅱ度比Ⅲ度轻，Ⅰ度Ⅱ度不影响预后，Ⅲ度比较少见，也比较严重，需要及时到心内科就诊。

7. 期前收缩（早搏）。可分为房性期前收缩、室性期前收缩。期前收缩可以出现在健康的小孩身上，也可以见于心肌炎，所以出现期前收缩并不一定是先天性心脏病的表现，还需要查 24 小时心电图看期前收缩的个数，以及结合病史看有没有在感冒后出现心悸症状及心肌酶谱升高等排除心肌病。

8. 室性心动过速。是心律失常中最严重的类型，一般是先天性心脏病发展的晚期阶段，多合并心功能衰竭等，如果检测到室性心动过速持续时间比较久，需要及时住院进一步检查。

9. ST-T 改变。是反映心肌缺血的一个指标，一般在心脏病手术后比较常出现。

❤ 先天性心脏病容易出现哪些心电图异常

不同的先天性心脏病由于不同的结构改变,可能出现不同的心电图异常,当然不同的心血管畸形,也可引起相同或相似的心电图改变,常见疾病如下。

1. 房间隔缺损。主要引起右心房、右心室增大,心电图表现为完全性或不完全性右束支传导阻滞,电轴右偏。

2. 室间隔缺损。主要引起右心室、左心室增大,心电图表现为完全性或不完全性右束支传导阻滞,左心室高电压。

3. 动脉导管未闭。主要引起左心室增大,心电图表现为左心室高电压。

4. 法洛四联症。主要引起右心室增大,心电图表现为电轴显著右偏,右束支阻滞。

5. 心内膜垫缺损。心电图主要表现为Ⅰ度房室阻滞,右束支阻滞伴左前分支阻滞。

❤ 先天性心脏病为何会伴发心电图异常

由于先天性心脏病是心脏结构出现异常,所以会引起心电图继发性改变,不同年龄段的先天性心脏病患儿心电图异常的检出率不同,年龄越大,心电图异常的概率越高。有

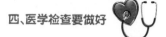

些先天性心脏病患儿由于缺损小,分流量少,心脏负荷不重,心电图表现为正常。

♥ 先天性心脏病伴心电图异常严重吗

先天性心脏病伴心电图异常属于先天性心脏病的继发性改变,是由于心脏畸形导致的血流动力学变化,从而对心腔的大小、心肌厚度和心脏的传导系统产生影响。单纯心电图异常而心脏彩超提示心腔结构并无多大缺损的,一般不需要特殊处理,除非出现危及生命的心律失常,才需要干预。

通常情况下,不一定每个先天性心脏病患儿都会出现心电图异常,甚至有时候症状比较明显,心电图也不一定有异常。所以心电图的改变跟病情本身的严重程度不呈正相关,同样都是先天性心脏病,有些人有心电图改变,有些人没有。那么是不是有心电图改变的人就会严重呢?并不是这样的,他们的预后是跟有没有手术治疗,先天性心脏病本身的严重程度相关,与有无心电图异常并没有多大的关系,所以先天性心脏病患者查心电图如果有异常,并不说明比较严重。当然如果心电图出现比较严重的心律失常可能说明患儿的预后不好。

毫无疑问,如果没有出现严重的心律失常,心电图改变并不是手术禁忌证。具体手术时机需要综合考虑患者年龄、症状、心脏彩超显示的严重程度，经过心外科医生评估后决定。外科手术后心肌容易出现水肿、炎症、损伤，所以术后容易出现心电图异常，是一种术后的必然反应，手术越大，持续时间越久，心电图的改变可能越明显，术后恢复可能越慢。当然随着术后的慢慢恢复，大部分心电图异常可能在手术后消失，比如心肌缺血改变、传导阻滞等，少部分心电图改变可能终身遗留，比如右束支阻滞等。所以如果患儿已经做完封堵手术或者开胸手术，其他一切都恢复不错，仅有心电图异常，特别是心电图跟术前相同，是不需要担心的。如若术后 3 个月出现新的心电图异常，需进一步查明原因。

♥ 什么是先天性 T 波，准确吗

部分先天性心脏病患儿心电图右胸导联可见圆顶尖角型 T 波，这种特征性的 T 波对先天性心脏病的诊断有一定意义，有人甚至称之为先天性 T 波，认为是先天性心脏病特异性心电表现。但是也有例外，例如甲亢。

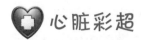

心脏彩超

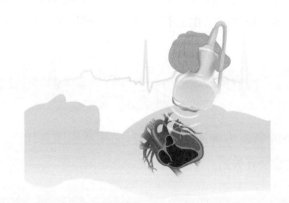

♥ 哪些情况需要做心脏彩超检查

当怀疑为心脏病时,尤其体检听诊心脏有杂音时,要做心脏彩超;当已知患有先天性心脏病,暂不需要马上手术治疗,要定期复查心脏彩超。

♥ 心脏彩超能查出哪些心脏问题

心脏彩超好比拿着一个探头对着房子扫描,可以看到房子里的结构,并判断是不是出了问题,例如门没关紧,门缺了,墙没了,墙上有个洞,或者大门开错方向了等。可见心脏彩超主要检查结构性心脏病,例如瓣膜关闭不全(门没关紧),房间隔缺损(墙上有个洞)、大动脉转位(大门开错方向)等。

♥ 心脏彩超检查需要注意什么

心脏彩超为普通、无创检查,无须特别注意什么,与空腹、饮水没有关系。

♥ 幼儿哭闹会影响心脏彩超检查结果吗

有可能会,哭闹会影响心脏压力,导致检查数值不准确。

♥ 检查前用的镇静药有哪些,会危害孩子健康吗

镇静助眠药分三大类:

1. 苯二氮䓬类,如地西泮、硝西泮等。

2. 巴比妥类,如苯巴比妥、异戊巴比妥等。

3. 其他类,如水合氯醛等。

镇静药长期服用都会影响儿童的智力,但是偶尔单次检

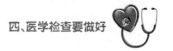

查使用,影响不大。最常用的是水合氯醛,可以与果汁、牛奶混合,口服方便。

♥ 做心脏彩超时为什么会感到胸部不适

心脏彩超为普通、无创检查,不会对身体有损伤,检查时胸闷,可能病情较重;心衰无法平卧,因此平卧检查时会胸闷;也有可能是探头压在胸壁上,患者过于敏感,出现胸闷。

♥ 体检有心脏杂音,彩超没有异常,是什么情况

如果是病理性杂音,而彩超没有发现问题,有可能漏诊或者彩超看不清楚,应该去更大的医疗机构进行更详细的检查;如果是生理性杂音,定期复查即可。

♥ 心脏彩超正常能排除冠心病吗

不能排除冠心病,冠心病诊断主要依据冠状动脉 CT 血管造影和冠状动脉造影。

♥ 为什么做完心脏彩超还要做 CT 检查

彩超的特点前面已经描述,而心脏 CT 检查主要观察心脏外血管病变,特别是大血管病变,相当于观察连接心脏房间的各个道路是否错误。

♥ 先天性心脏病如果暂时不需要手术,还需要定期复查心脏彩超吗

一定要继续复查,了解病情变化,以免延误病情。

♥ 为什么不久前做过心脏彩超,手术前还要再做一次

有些心脏病发展迅速,需要在手术前再评估一次。

♥ 为什么间隔不久的心脏彩超报告,许多数据不一样

由于主观误差,测量数据结果会有不一样,如果差别不是很大,影响不大;某些心脏病发展迅速,或者其他原因导致病情加重,短时间内测量数据变化大。

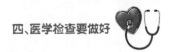

❤ 多次心脏彩超检查,为什么有时候可以看到卵圆孔未闭,有时候看不到

大部分人卵圆孔未闭很难被检测到,只有在咳嗽、深吸气时,才能看到分流,也可做"发泡实验"明确诊断。

❤ 为什么不同超声医生做的心脏超声发现肺动脉压力数字不一样

心脏彩超测的肺动脉压是估测值,不同医生测的数据会存在误差。

❤ 经食管心脏超声比经胸超声更好吗

食管超声能够避开骨头、肌肉等,透声更好,但要像胃镜那样,将探头伸到食管,为非常规检查,只有在胸部超声看不清时,作为补充检查。

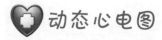 动态心电图

♥ 哪些情况下要做动态心电图

需要长时间监测时，或者一阵一阵发作的心律失常。

♥ 做动态心电图有哪些注意事项

检查前保持卫生，不要上网，不要玩手机，不要使用半导体收音机、微波炉，不能洗澡，不要剧烈运动，尽量不要流汗。尽量让孩子安静，避免干扰，流汗会使电极片脱落。

♥ 心脏彩超和动态心电图都没问题是不是就可以排除心脏病和心律失常

任何检查都不是完美的，心脏彩超和动态心电图都没问题只能排除大部分心脏病和心律失常，具体可以由医生来判断。

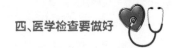

♥ 检查报告上窦性心律不齐、心率快、心率慢、期前收缩、预激综合征严重吗

这是心脏电线出现问题,统称为心律失常,并不都代表心脏病严重,有的是生理性的,如窦性心律不齐,有些心律失常在心脏病治疗后,能好转;有些不能好转,也可以通过药物控制,因此无须过分担心,及时请教主治医师即可。

食管心电图

♥ 哪些情况下要做食管心电图

食管心电图可以帮助寻找普通心电图找不到的异常心电,或者帮助鉴别心动过速的类型。

♥ 食管心电图怎么做

需要将电极经鼻子插到食管内。

❤ 做食管心电图危险吗？一般做多长时间

食管心电图风险不大，大部分孩子需要麻醉，因此也不会有太大痛苦，一般需要半小时到一小时。

❤ 食管心电图做了没问题是不是就排除心律失常了

任何检查都不是万能的，食管心电图是普通心电图的补充，食管心电图结果显示没有问题，不能完全排除心律失常；但是如果结果显示有问题，可以确诊。

 # 心脏导管检查

❤ 什么情况下要做心导管造影

心导管造影，通常指右心导管造影，是一种有创检查，主要用于诊断、评估心功能、判断手术禁忌证等。如果彩超是从房间外面透视检查，那么右心导管相当于伸个管子到房间里面检查。

❤ 做心脏导管检查有什么注意事项

小孩因为无法配合,所以做心导管造影时需要麻醉,因此要禁食 6 小时。

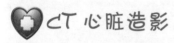CT 心脏造影

❤ 先天性心脏病的患者需要做 CT 检查吗

不是所有先天性心脏病都需要做 CT 检查。

❤ 做心脏 CT 时注射的药物对身体有害吗

做心脏 CT 检查必须打造影剂,才能显示清楚。极小部分人会有过敏反应。造影剂会通过肾脏,经小便排出,对一些年纪大的、肾功能不好的人,造影剂会加重肾损伤,但术前术后水化(稀释)治疗,可以将损伤降到最低。造影剂本身不会产生辐射损伤。

❤ 做 CT 检查会影响视力、智力和生育吗

CT 检查与拍 X 线片一样,都有辐射损伤,但都跟剂量相关,偶尔几次不会对人体产生影响。

❤ 先天性心脏病的孩子做心脏彩超好,还是心脏 CT 好

优先做心脏彩超,当医生需要更进一步诊断时,才需要做心脏 CT。

❤ 做了心脏 CT,还需要做心脏造影吗

心脏造影相当于伸个管子到心脏各个房间里,既能抽血检查,又能测压,如果病情需要,医生会建议进一步做心脏造影。

补充阅读

6分钟步行试验

6分钟步行试验主要用于评价中、重度心肺疾病患者对治疗、干预的疗效,测量患者的功能状态,可作为

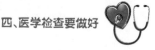

临床试验的重点观察指标之一,也是患者生存率的预测指标之一。6分钟步行试验步骤如下。

1. 选择有6分钟步行试验的医疗机构,配备有适宜的场地及相应的医疗救护措施。

2. 对每一位患者的每次试验应在一天中的相同时间进行。

3. 试验前,患者在起点旁的椅子上休息至少10分钟,核查有无禁忌证,测量脉搏、血压及血氧饱和度,由医务人员填写记录表。

4. 请患者站在起步线上,一旦开始行走,立即启动计时器。患者在区间内尽自己体能往返行走。行走中不要说话,不能跑跳,折返处不能犹豫,医务人员不能伴随患者行走。允许患者必要时放慢速度,停下休息,但监测人员要鼓励患者尽量继续行走。监测人员每分钟报时一次。

5. 6分钟时试验结束,提前15秒由医务人员告知:"试验即将结束,听到停止后请原地站住。"如有不适可提前终止,由医务人员记录时间、距离及终止原因。

6. 统计患者总步行距离,四舍五入精确到米。监测并记录患者的血压、心率,有条件者测血氧饱和度,认真填写记录表。由医务人员评估。

五、诊疗建议要记牢

 ## 哪些先天性心脏病不用手术也能自愈

先天性心脏病主要是心脏先天性结构的畸形,只有手术才能完全纠正治愈。

 ## 哪些先天性心脏病通过手术能治愈

常见的房间隔缺损和室间隔缺损、动脉导管未闭、法洛四联症等先天性心脏病,都能通过手术治愈。

 ## 哪些先天性心脏病需要二次手术

一些比较复杂的先天性心脏病,如肺动脉闭锁、单心室、大动脉转位等,一次手术难以纠正所有畸形,需要分期手术治疗。

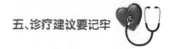

 # 哪些先天性心脏病需要服药及其他治疗

先天性心脏病发展到后期,出现心力衰竭、肺动脉高压等,需要服用药物进行强心、利尿、降肺压等治疗,同时需要一些呼吸机支持、心脏辅助装置等治疗措施。

六、药物治疗知多少

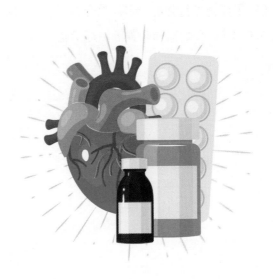

 药物能不能治愈先天性心脏病

　　先天性心脏病是一出生就存在的心脏畸形，只能通过手术矫正才能治愈，不过术前和术后可能需要应用强心利尿等药物辅助治疗。

先天性心脏病后期出现心脏扩大甚至心脏衰竭的时候，需要应用强心利尿药物减轻心脏负荷，让心脏缩小，改善心衰症状。

 ## 先天性心脏病需要吃药多久

先天性心脏病术前需服用药物改善心脏功能，直到能耐受手术。术后应继续服用药物 3～6 个月，帮助心脏功能恢复正常。重度肺动脉高压需长期服用降肺动脉压力的药物。

 ## 先天性心脏病的相关药物有副作用吗

洋地黄类药物过量会引起恶性心律失常，利尿剂过量会引起低钾血症，降肺动脉压力的药物会引起低血压等。选择药物需严格按照医生的指导。

 ## 先天性心脏病患者出现心率过快或过慢怎么办

心率快可应用美托洛尔或胺碘酮等药物减慢心率，但需要根据病情,严格按照医生指导用药。心率慢需尽快去医院就诊,做心电图检查,再行进一步治疗。

❤ 降肺动脉高压药物贵吗,要怎么吃,要吃多久

降肺动脉压力的药物如波生坦片、安立生坦片、西地那非等一个月需花费 2 000 元左右,目前同类国产替代药物一个月仅需 600 ~ 1 200 元,大大减少了肺动脉高压患者的治疗费用,每天按剂量服用 1 ~ 2 次,长期服用。需定期复查心脏彩超,根据肺动脉压力测量值调整药量。

肺动脉高压患者每三个月复查一次,门诊行心脏彩超检查即可,无须住院。

❤ 吃药可以治好肺动脉高压吗,会不会复发

肺动脉高压分原发性和继发性,继发于心内畸形的肺动脉高压,需要及时手术纠正,同时服用降肺动脉压力的药物,这样可以治好肺动脉高压,不会复发。若肺动脉高压出现手术禁忌,只能服用降肺动脉压力的药物控制肺动脉压力不进一步升高,且需要长期服用避免复发。

肺动脉高压吃的药物需要调整吗

吃药过程需要定期复查心脏彩超,监测肺动脉压力变化,根据疗效调整药物剂量或种类。

 先天性心脏病患儿需要静脉滴注白蛋白吗

先天性心脏病术后早期(＜1 周)患者,肺充血渗出较多,需要静脉滴注白蛋白提高胶体渗透压,减轻肺部渗出,加强利尿的效果。

 先天性心脏病患儿反复高热应如何治疗

积极行血液、痰液的检查,根据检查结果考虑是否由感染引起,再应用敏感的抗感染药物。高热不退,需要加强物理降温,对患儿较安全的退热药物主要有对乙酰氨基酚口服液、布洛芬口服液等。

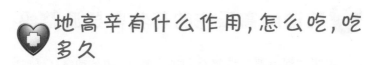 地高辛有什么作用,怎么吃,吃多久

地高辛可以增强心肌收缩力,对先天性心脏病患者改善心功能有帮助,成人通常服用 0.125 ～ 0.250mg,小孩可减为 0.0625mg。先天性心脏病术后通常服用 3 ～ 6 个月。

地高辛有什么副作用

地高辛的副作用包括恶性心律失常、恶性呕吐、罕见嗜睡、神经错乱等。如果怀疑洋地黄中毒,可检查地高辛血药浓度。

洋地黄药物中毒如何处理

轻度洋地黄中毒者停药后可逐渐恢复,严重的患者可应用苯妥英钠及利多卡因抗心律失常。应用阿托品及异丙肾上腺素可提高心率。

先天性心脏病患者为什么要吃利尿剂

先天性心脏病患者出现心衰、肺部渗出,需要服用利尿剂改善心衰症状,减轻肺部渗出。

利尿剂有哪些类型

利尿剂分为袢利尿剂,包括呋塞米、托拉塞米等,效果较强;噻嗪类利尿剂,如氢氯噻嗪;保钾利尿剂,如螺内酯;渗透性利尿剂,如甘露醇;碳酸酐酶抑制剂,如乙酰唑胺等。

服用利尿剂要注意什么

服用利尿剂时要注意出现直立性低血压、电解质紊乱、心律失常等。应用利尿剂的过程中,需要监测尿量,定期抽血监测电解质的变化,及时调整药量。

口服利尿剂为什么要补钾

利尿的同时会造成钾的丢失,需补钾避免出现心律失常。

小儿心律失常要吃哪些药

小儿心律失常,如为室上性心动过速等,可应用美托洛尔及胺碘酮等控制心率。服用 3 个月后若症状无明显好转,可行射频消融治疗心律失常。

这些药物不会影响生长发育及智力发育,需要定期进行心电图等检查,避免药物过量引起心率过慢。

服药期间需要监测心率变化,定期检查心电图,评估心律失常有否好转,心率是否正常。

 ## 小儿心律失常吃的药物需要调整吗,吃药可以痊愈吗

需要根据复查的心电图结果,及时调整药物的种类及剂量等。吃药只能控制病情,需要针对病因治疗,应及时手术纠正病因,才能避免复发。

小儿心律失常吃药要吃多久

通常服用药物 3 ～ 6 个月,定期复查心电图,看是否需要继续服用。

哪些药物可以营养心肌

目前比较有效的营养心肌药物主要是静脉用磷酸肌酸，口服果糖二磷酸钠等。

先天性心脏病介入治疗后，需要长期服药吗

先天性心脏病介入封堵手术后，需服用阿司匹林等活血药物3个月。

先天性心脏病术后是否需要抗凝治疗，需要注意什么

先天性心脏病介入封堵术后，可服用阿司匹林等活血药物治疗3个月，先天性心脏病血管旁路移植手术后，需要服用阿司匹林等活血药物治疗3个月以上。如果行瓣膜置换手术，使用生物瓣需服用华法林治疗半年，使用机械瓣需终身服用华法林。服用华法林需定期复查凝血酶原时间（prothrombin time，PT）、国际标准化比值（international normalized ratio，INR），及时调整药量。

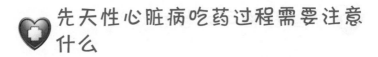 先天性心脏病吃药过程需要注意什么

需要定期复查心脏彩超,定期抽血复查电解质,并根据病情及时调整药量。

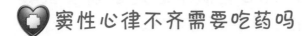 先天性心脏病引起的高血压需要终身服药吗

先天性心脏病引起的高血压,通过手术纠正,血压一般能逐渐恢复,术后可根据血压及时调整药量。

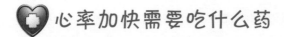 窦性心律不齐需要吃药吗

窦性心律不齐本身无须治疗,需要观察心率是否加快或减慢。

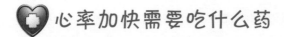 心率加快需要吃什么药

心率加快可服用美托洛尔、比索洛尔等控制心率。

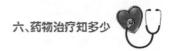

 心率减慢需要吃什么药

心率减慢至 50 次 / 分以下,需要考虑置入起搏器治疗,心率在 50 次 / 分以上,无须药物治疗。

 期前收缩需要吃什么药

房性期前收缩或室性期前收缩发作频率不高,可服用美托洛尔、比索洛尔等控制心率。若室性期前收缩 24 小时发作大于 1 万次,需要进行射频消融手术治疗。

七、手术治疗全了解

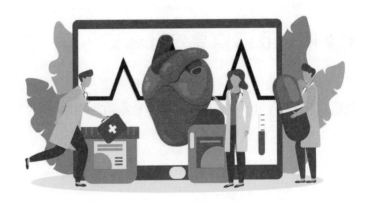

 先天性心脏病术前要做哪些准备

♥ 手术的目的是什么

　　心脏就像一座房子,有些心脏病就像房子的墙壁破了一个洞(如房间隔缺损、室间隔缺损),或者墙里面的电线坏了(如先天性Ⅲ度房室传导阻滞、右束支传导阻滞),或者是房子里面的门坏了（如先天性二尖瓣关闭不全、主动脉瓣疾病、三尖瓣下移畸形），或者是房间里面的水管、下水道坏了（先天性冠状动脉起源异常、肺动脉狭窄、主动脉瓣上狭窄、动脉导管未闭）。手术的目的就是把这些异常的地方进行修复或者重建，尽可能将一座原本有问题的房子后期改造好。

♥ 孩子有肺炎能做心脏手术吗

孩子有肺炎，最好等肺炎治疗好后，再进行手术，这样手术后发生呼吸道并发症概率较小。但有些先天性心脏病患儿，因为心脏畸形严重，肺炎无法彻底治愈，这种情况下，就不能等待肺炎治疗好后再进行手术，可在肺炎有好转情况下，就进行手术治疗。

♥ 术前麻醉会影响孩子智力吗

最新的研究表明，无论何种麻醉方式，只要手术过程中不存在重要脏器特别是脑缺氧的情况，一般就不会影响患者的智力发育。只有对于 3 岁以下正处在神经系统发育期的婴幼儿，一年中长时或多次进行全身麻醉，才可能对智力有所影响。所以，仅仅因为接受一两次麻醉就会变笨的说法是缺乏根据的。

❤ 有哪些麻醉方法，有什么危害

常用的麻醉方法有局部麻醉、椎管内麻醉（俗称半麻）和全身麻醉。近年来在超声影像指导下，可视化区域神经阻滞麻醉的使用也在不断增加。手术前，麻醉医生会提前去病房访视患者，根据手术需要和患者的身体情况制定麻醉方案，选择对患者最有利的麻醉方式。

麻醉医生除了保证手术患者不痛外，更重要的职责是保证患者在麻醉与手术过程中的安全，要保证安全必须建立重要监测，在建立监测与麻醉的有创操作过程中可能会对患者产生不同程度的损害，如椎管内麻醉在进行椎管内穿刺时可引起术后头痛、腰痛；连续有创的血压监测所需的动脉穿刺会导致血管损伤、出血与栓塞；全身麻醉需要控制呼吸的气管插管操作可能会引起术后声音嘶哑、喉咙不适等。这些操作都是为了保护患者的生命安全，这些损伤也是小概率事件，也有相应的应对措施，所以大家不要太担心。

❤ 麻醉会让人瘫痪吗

椎管内麻醉导致脊髓损伤、硬膜外血肿或感染所导致的瘫痪罕有发生，因为现今椎管内穿刺技术已经非常成熟，麻

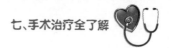

醉意外的概率非常小,所以不需要太担心。而目前先天性心脏病手术多采用静脉麻醉,所以没有脊髓损伤的可能。

♥ 手术麻醉前能吃点东西吗

手术麻醉前是不能吃东西或者喝水的。麻醉时患者意识丧失,吞咽反射也会消失,如果胃里的食物没有消化和排空,有可能会因腹腔压力增高等情况,呕吐物反流进肺部,引起吸入性肺炎而导致严重的呼吸功能受损,出现生命危险。因此,麻醉前的禁食禁饮是必须的。

♥ 手术前饮食要注意哪些问题

2017 年美国麻醉医师协会发布《健康患者择期手术前禁食及降低误吸风险的药物使用实践指南》。接受择期手术的健康患者(包括婴幼儿、儿童),对于不同类型的液体、固体食物,手术麻醉前建议禁食时间如下。

手术麻醉前建议禁食时间	
食物种类	最短禁食时间(小时)
清饮料	2
母乳	4

食物种类	最短禁食时间（小时）
婴儿配方奶粉	6
牛奶等液体乳制品	6
淀粉类固体食物	6
油炸、脂肪及肉类食物	可能需要更长时间，一般应≥8

清饮料包括清水、糖水、无渣果汁、碳酸类饮料、清茶及黑咖啡（不加奶）等，但不包括含酒精类饮品。手术前最好不吃活血的食物，如西洋参，否则易导致手术出血量增加。

❤ 手术结束后多久能醒，是否要住 ICU

术后苏醒时间和手术时间、手术部位、手术创伤大小、麻醉方法、麻醉药物以及患者本身等多种因素有关。一般来说，比较小的手术，如无痛胃肠镜、无痛流产等，患者在检查和治疗后几分钟就可以苏醒。但是比较大的手术或者年龄较大、合并高血压、冠心病、肝肾功能不全等并发症较多的患者，苏醒时间相对较长。

大多数患者在先天性心脏病手术结束后会安置在麻醉恢复室进行监护和对症治疗，评估患者循环、呼吸稳定后再

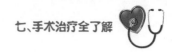

返回病房。对于一些危重患者,在手术后会将其转到 ICU 进行监护和治疗,为患者的生命安全提供保障。

❤ 手术要多长时间

不同的心脏病,心脏手术时间是不同的。一般来讲,先天性心脏病,在超声引导下所进行的封堵手术可以非常快,最快的 10 分钟就够了。但大部分心脏外科手术,因涉及体外循环、全身麻醉,手术时间一般偏长,简单的先天性心脏病修补手术,有经验的医师也需要 1 个小时以上才能完成,复杂的常常需要 4 ～ 5 个小时。

❤ 术前还要做哪些检查和准备

非急诊先天性心脏病术前一般需要完善血常规、尿常规、血型、出凝血时间、凝血酶原时间、肝肾功能、心脏超声、腹部超声、心电图、胸片以及其他部位的检查等。

❤ 手术完还会复发吗,需要二次手术吗

心脏病手术后不一定会复发,如果是先天性心脏病,一般手术后不会复发,手术后就可以治愈,如果是冠心病手术

后,有可能会再次发生狭窄或堵塞,再次狭窄或堵塞时还需要重新手术治疗,所以需要根据疾病的类型来分析,然后选择合适的方法治疗,避免疾病的加重。大多数先天性心脏病手术不用二次手术,因为通常心脏结构异常,只要进行了纠正,一般不会复发,但有时候一些症状并不一定完全消除,只有一些复杂的先天性心脏病,可能需要二次或多次手术。一些早期的先天性心脏病,比如室间隔缺损或者房间隔缺损及时纠正之后,通常不会遗留后遗症。但是如果到中期或者是肺动脉压升高之后,这种情况进行手术修补之后,肺动脉高压常常还会再持续存在一段时间,甚至会很长时间持续存在,这种情况下还会遗留一些症状。

先天性心脏病的手术方式有哪些

♥ 先天性心脏病手术的治疗费用大概是多少

先天性心脏病手术的费用不是固定的,是根据医院的等级、病情的程度、手术的方法而决定的,一般来说,做普通先天性心脏病手术大概需要 5 万～ 8 万元,复杂先天性心脏病手术费用会达 10 万元左右,动脉导管未闭、室缺、房缺等没有合并肺动脉高压居民医保报销高达 70%,其他 30% 左右。

❤ 先天性心脏病有哪些手术方式

先天性心脏病的手术治疗可分为介入治疗和开胸手术治疗。介入治疗分为：经皮 B 超介入封堵术、经胸 B 超介入封堵术、经皮 X 线下封堵术。开胸手术治疗包括微创小切口手术、常规开胸手术、胸腔镜下先天性心脏病修补术等。

介入治疗适用于非严重房间隔缺损、室间隔缺损、动脉导管未闭等。这种手术创伤小，手术风险小，患者预后好，恢复较快，是一种微创的外科治疗方法。手术治疗适用于各种简单先天性心脏病（如室间隔缺损、房间隔缺损、动脉导管未闭等）及复杂先天性心脏病（如合并肺动脉高压的先天性心脏病、法洛四联症以及其他有发绀现象的心脏病）。

两者的区别主要在于手术治疗适用范围较广，能根治各种简单、复杂先天性心脏病，但有一定的创伤，术后恢复时间较长，少数患者可能出现心律失常，胸腔、心腔积液等并发症，还会留下手术瘢痕影响美观；而介入治疗适用范围较窄，创伤小，术后恢复快，无手术瘢痕。

先天性心脏病的介入治疗

❤ 什么样的先天性心脏病不适合介入手术

1. 解剖结构、血管条件不适合做介入治疗者。
2. 有心内膜炎及出血性疾病者。
3. 严重的肺动脉高压致右向左分流者。
4. 合并明显的肝肾功能异常者。
5. 心功能不全,不耐受手术者。

❤ 先天性心脏病介入手术前需要注意什么

1. 完善术前相应检查　如血液检查、股动静脉超声、心脏超声、心电图、胸片等。
2. 避免感冒、加强营养。

❤ 介入手术的最佳时期

介入手术的最佳时期取决于多个因素,包括心脏畸形程度、患儿年龄、体重、全身包括血管发育程度、营养状态、有无并发症(如肺炎)等。目前观点为,如果患儿年龄大于6

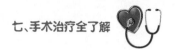

个月,体重大于 5kg,是血管条件良好的先天性心脏病,可早期手术。

♥ 心脏介入手术有射线吗,对身体有什么伤害吗

心脏介入手术可以分为两种:一种是经 B 超下手术,这种手术没有射线危害,另一种是在 X 线下手术,这种手术的 X 线对身体有一些危害。

♥ 介入手术以后需要终身随访吗

介入手术一般不需要终身随访。

♥ 微创介入手术安全吗,有哪些风险

任何手术都是有风险的,没有绝对安全。可能会出现以下情况。

1. 大出血中转开胸手术。

2. 封堵器移位、脱落。

3. 残余漏或心律失常。

4. 入路血管损害。

5. 瓣膜功能障碍。

6. 放射危害等。

♥ 介入手术后需要长期服药吗

大部分先天性心脏病介入手术后不需要长期服药。

♥ 先天性心脏病介入手术是从哪做的,有伤口吗

基本方法是通过股动脉或 / 和股静脉置入导管、导丝,把封堵材料或球囊等引导到心脏畸形处,进行矫正。伤口较小,一般只有 0.5cm。

♥ 封堵器都是什么材质,在体内对人体有害吗

封堵器大多都是金属材质,组织相容性好,对人体无害。

♥ 封堵器会脱落吗

使用封堵器进行手术,一般术中和术后都会评估封堵器脱落风险,脱落可能性一般很小,但在个别情况下是会出现脱落的。

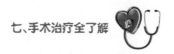

♥ 封堵器会随着孩子长大而变大吗,孩子长大了封堵器是不是还要换

虽然封堵器不会随着孩子长大而变大,但是术后 3 个月内孩子自身的组织会沿着封堵器生长,把缺损完全封闭,所以不需要更换。

♥ 简单先天性心脏病是介入治疗还是外科手术更好

外科手术基本可以治疗所有简单先天性心脏病,介入治疗不能治疗所有简单先天性心脏病。目前各种介入治疗的成功率在 98% 以上,术后并发症低于外科手术,治疗效果和外科手术一样,所以对于适合做介入治疗的患儿,介入治疗可为首选。

先天性心脏病的外科手术治疗

♥ 手术切口一般位于哪里

常用的手术切口包括前胸正中胸骨切口、右侧腋下小切口和左后外侧切口。

♥ 体外循环心脏手术后患儿家长该注意什么

体外循环心脏术后受多个因素(包括术前原本存在的病理生理改变、麻醉、体外循环、外科手术等)的影响,恢复比其他手术可能会慢一些,术后不适感也相应会多一些。而且小儿配合度低,特别是新生儿、婴幼儿不能表述,多以哭闹表达他们的不适感,因此,患儿家属应该多一些耐心和细心,注意观察,配合医护,让患儿尽快康复。

体外循环心脏手术术后患儿家属应该注意以下事项。

1.咳嗽、咳痰。术后一段时间,患儿咳嗽比较常见,痰也比较多,患儿家属可根据医护的指导,改变患儿体位、翻身、拍背,帮助患儿痰液引出。此外,还应多观察患儿的口唇、耳垂、指甲颜色是否红润、四肢末梢是否温暖、呼吸是否顺畅,以防痰堵塞呼吸道造成缺氧。若出现口唇等处青紫(部分复杂紫绀型先天性心脏病患儿手术后青紫不会立即消除,则应观察颜色变化)、四肢末梢冰冷、呼吸不顺畅或呼吸困难,请立即呼叫医生护士。

2.饮食不振。术后患儿容易出现"胃口不好",食欲、食量甚至不如术前,患儿家属应当给患儿逐渐增加食量、适当少食多餐,餐后注意观察避免呕吐误吸,造成呼吸道梗阻。

3.腹泻。腹泻也是体外循环术后比较常见的,患儿家属可以通过饮食结构调整、忌油腻饮食,按医嘱使用调节肠道菌群的药物。

♥ 手术时心脏为什么要停跳

心脏的外形像一个桃形水囊房,通过大血管与外周血管连接成环形通路,内部被分成了4个房间,有墙(房、室间隔)、有门(瓣膜)、有水管(大血管)、有密布的电线(传导束),被血充盈;心脏功能如同汽车发动机,通过不断地跳动,让人体的血液循环起来,保证人体全身的血液和养分的输送,维系生命。

心脏既强大又娇气。之所以强大是因为拳头般大小的心脏掌握人身的命脉,缺它不行;之所以娇气,是因为任何一处都得小心仔细,所谓"牵一发而动全身",用来形容心脏结构和心脏传导束一点不为过。因此当心脏、大血管需要手术纠治时,通常需要用心脏停搏液使心脏安静(停跳)、打开心脏外壁,把血吸干净,创造一个无血的手术野,这样才能充分暴露心脏内部结构,便于外科医生进行精准、细致的操作。

前面提到的体外循环技术(人工心肺支持技术)就是用来暂时替代心血管手术过程中患者的心、肺工作的,所以不用担心患者心脏停搏怎么活的问题。

❤ 体外循环有风险吗,风险有多高

任何一种医疗措施都存在一定的风险,体外循环技术也不例外。如今不论设备、医疗用品还是体外循环技术都已经取得了令人叹服的发展和进步,大大减少了因体外循环引起的风险(并发症和意外),但仍不能完全摒除风险。

体外循环心血管手术的风险率因病种、复杂程度、患者的年龄、患者术前全身状态不同而不同。风险只是针对整体体外循环心血管病手术而言,有心脏研究中心报道其风险为 0.8% ~ 11.2%,平均为 4.7%。但值得注意的是,体外循环心血管手术的风险远高于其他种类的手术,这是由心脏本身的结构、心脏在全身的地位以及手术难度所决定的。

风险不可避免,但医生都在努力防范。即便术后发生并发症、出现意外,大部分患者也能在医院的治疗下让病情得到控制、好转甚至痊愈。

❤ 体外循环手术要做多久

体外循环心血管手术的时间主要取决于心脏外科手术的操作时间。患者的年龄、心脏畸形的复杂性程度、患者病情的严重程度、术前诊断的准确性等因素都直接影响手术的时间。

一般来讲，一台心脏手术体外循环的时间需要 3～6 个小时，但是对于一些特殊人群的手术，如新生儿、婴幼儿、低体重儿，在比鸽子蛋还小的心脏上操作如同在米粒上雕刻，难度不言而喻。再如复杂的心血管畸形或者过程不顺利的手术，手术时间、体外循环时间将会被延长，具体时间无法预计。

另一种可能延长体外循环时间的情形是术前心功能特别差，当心血管手术的主要操作完成后，心脏也无法完全承担泵血的工作，只能靠体外循环继续替代。如果经过一段时间的体外循环辅助仍不能脱离体外循环机，则可能需要转为另一种特殊方式的体外循环——长时间人工心肺支持（体外膜肺氧合技术，extracorporeal membrane oxygenation，ECMO），然后带着 ECMO 机器回到 ICU。ECMO 的辅助时间可能是数小时、数日甚至更长。

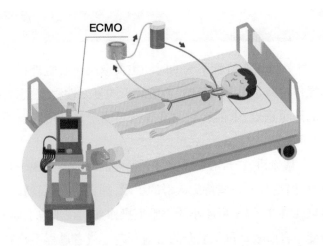

ECMO

♥ 体外循环对身体有影响吗

　　体外循环是利用人工心肺辅助装置进行心肺功能替代或辅助的医学技术。体外循环所有装置都是人工的,尽管现在的医学技术已经令这些与人体血液直接接触的装置具有更加良好的生物相容性(与人体组织的生物性能更加相似),大大降低了体外循环的不良反应。但是,对人体而言,它还是异物。日常生活中,大家都曾遇到手或身体某个部位被割伤、被刺到,受伤的部位会红肿、热痛的情形,这是人体对异物刺激的局部反应;体外循环也是一个人体血液与异物接触的过程,因此异物反应存在于每一个经历体外循

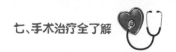

环过程的患者身上,使其成为体外循环术后并发症的原因
之一。

事实上,每一个人都有自身代偿能力,用于抵抗外界对
人体的侵袭。就比如我们生存的环境处处都有细菌和病毒
的存在,但我们并没有每天都在感冒,这是人体的自身代偿
能力抵御了细菌和病毒的侵袭。同理,体外循环这种异物
反应过程对大部分患者而言能够靠自身的代偿能力抵抗代
偿过去,体外循环对人体的影响就消除了;对于那些年龄小
的,年龄大、心功能差的,术前有并发症的患者,机体代偿能
力差,容易受体外循环的影响,术后发生并发症的概率也高
一些。

 ## 室间隔缺损的手术治疗

❤ 什么样的室间隔缺损有自愈机会,如果不能自愈,怎么选择手术时机

这要从室间隔缺损的类型、大小来具体分析。如室间
缺损位于膜周,且室间隔缺损直径较小($\leqslant 3mm$),由于有
自然关闭的可能性,可等到学龄前;如室间隔缺损到了学龄
前仍未"长好",则需要接受手术治疗。而对于直径较大的

室间隔缺损(＞5mm),由于有导致肺动脉高压和心力衰竭的可能,则应该尽早接受手术治疗。对于肺动脉瓣下型室间隔缺损,由于没有自然关闭的可能性,无论直径大小,均需接受手术治疗。

近年来,不少先天性心脏病医疗中心开展的室间隔缺损封堵术是室间隔缺损手术修补的有益补充,它具有创伤小、并发症少、住院时间短等优点,适用于部分膜周型室间隔缺损和肌部室间隔缺损。但对于年龄较小的儿童及直径较大的膜周型室间隔缺损以及所有的肺动脉瓣下型室间隔缺损,均需要手术修补。

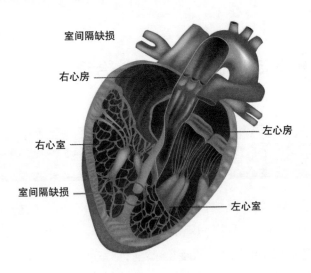

♥ 什么样的室间隔缺损可以做介入治疗

室间隔缺损的介入治疗是指在 X 线或超声心动图的指引下,通过穿刺血管(一般采用大腿根部血管)将导管及金属封堵器,送至室间隔缺损边缘,释放封堵器以达到室间隔缺损封堵的一种微创方法。目前,随着科学技术的发展,国内已经广泛开展了超声心动图引导下经胸小切口微创封堵手术,手术效果大为改善。

这种微创介入封堵的优点如下。

1. 患儿不需要接受大剂量的辐射。

2. 一些位置较难处理的室间隔缺损也可以实现"完美"封堵。

3. 术中超声心动图动态定位介入装置,简便快速。

♥ 什么时候做室间隔缺损的修补手术最为合适

无论是膜周型室间隔缺损还是肺动脉瓣下型室间隔缺损,如果直径较大(> 5mm),必然造成大量血流从左心室向右心室分流,导致肺动脉高压和心功能下降,甚至因肺炎与心力衰竭导致死亡。对于这部分患儿应尽早手术治疗,以避免因室间隔缺损所导致的各种并发症和生命危险,大大提高患儿的生活质量。

目前,随着心脏手术的技术和设备、体外循环、麻醉及术后监护水平的迅速提高,这部分患儿完全可以在一岁以内完成室间隔缺损的修补手术。但必须指出,尽早手术也是有前提的,即患儿必须在肺炎基本治愈、心力衰竭基本缓解时接受手术治疗,才能保证手术的成功率。

对于直径较小(< 3mm)的肺动脉瓣下型室间隔缺损,如无明显症状,建议在 3 周岁前完成室间隔缺损的修补手术。因为随着年龄的增长,主动脉瓣也会受室间隔缺损的影响而产生病变,大大增加手术的风险和难度。对于直径较小的膜周型室间隔缺损,如到学龄前仍未"长好",则需要接受手术治疗或介入治疗。

♥ 室间隔缺损修补手术前都需要做心导管造影检查吗

近年来,随着心脏彩超等非创伤性诊断技术水平的迅速提高,室间隔缺损的诊断已相当精确,心脏专业医生完全可通过临床症状、体征,结合 X 线片、心电图和心脏彩超作出准确诊断,无须再做心导管造影检查。

考虑到一部分室间隔缺损患儿可能并发动脉导管未闭及主动脉缩窄等血管畸形,尤其是一部分室间隔缺损患儿还可能伴有先天性气道狭窄等畸形,为排除这些可能,对这

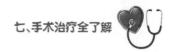

部分患儿进一步做心脏 CT 或心脏磁共振等影像学检查,作为对心脏彩超的有益补充。

只有当室间隔缺损合并严重的肺动脉高压时,为对肺动脉高压的性质、严重程度作精确评估,以便对能否手术、手术预后作出准确判断时才需要做心导管造影检查。

♥ 室间隔缺损的修补手术是如何进行的

除了常用的封堵术外,室间隔缺损的修补手术绝大多数需要在全身麻醉下进行。一般打开右心房或肺动脉,在直视下进行室间隔缺损的修补手术。修补方法有两种,一种是直接缝合,另一种是补片修补。前者适用于直径较小的膜周型室间隔缺损,后者适用于直径较大的膜周型室间隔缺损及所有的肺动脉瓣下型室间隔缺损。补片修补时采用的补片有人工合成的涤纶补片和取自患儿自身的心包补片两种材料。室间隔缺损修补完成后缝合右心房或肺动脉切口。

目前,对于肌部室间隔缺损或个别适合进行介入封堵的室间隔缺损,外科医生会采用不停跳微创封堵手术,打开胸部下部 1/3,在心肌表面做一个荷包,然后在食管超声引导下把封堵器直接置入缺损部位,也取得了较好的效果。此类手术创伤小,患者术后可以快速恢复。

❤ 室间隔缺损修补手术存在哪些风险

随着心脏手术的技术和设备以及手术后监护水平的迅速提高,体外循环技术、麻醉技术的发展,缺损修补手术的成功率甚至可以达99%。

但是,室间隔缺损修补手术也存在一定的风险,可能出现某些并发症,甚至危及生命。由于室间隔缺损患儿的心功能较健康儿童有不同程度的降低,手术本身会对心脏产生较大的创伤,体外循环和全身麻醉过程也会对心功能产生一定的影响,因此,室间隔缺损修补手术后,心脏功能能否恢复是手术成功与否的关键问题。室间隔缺损修补手术后适量地应用强心药物以帮助心脏功能尽早恢复是完全必要的,但如果应用较多的强心药物后心脏功能仍不能恢复甚至出现心衰,那就会有生命危险了。

手术创伤还会导致心律失常等并发症。其中,完全性房室传导阻滞会对心脏功能产生较大的影响,如不能恢复,则需要安装起搏器了。此外,体外循环和麻醉全身过程也会对呼吸功能产生一定的损害,手术后患儿容易出现肺炎、肺不张、气胸、胸腔积液等肺部并发症,严重者会出现呼吸衰竭且对呼吸机产生依赖。

另外,由于修补手术涉及手术、麻醉、体外循环、手术后监护和护理等系列流程,在患儿抵抗力下降的情况下,有可能导致心内膜炎和败血症。神经系统并发症也是室间隔缺损修补手术后可能出现的并发症，患儿会出现昏迷、抽搐、视力或意识丧失等情况，甚至发生植物状态。

动脉导管未闭的手术治疗

♥ 动脉导管未闭会自己闭合吗

一岁以后的动脉导管能自己关闭者极少。

♥ 动脉导管未闭需要治疗吗

一旦确诊为动脉导管未闭，除有绝对手术禁忌者外，均应手术治疗，即使无临床症状也不例外。

♥ 动脉导管未闭治疗的时机是什么时候

小于两岁的婴幼儿合并反复心力衰竭、肺部感染、肺动脉压力增高，需要手术治疗。对于该类患儿目前施行的是胸腔镜下动脉导管钳闭术，只需在左侧腋下开一个 1～2cm 的切口，即可在胸腔镜指引下，用钛夹夹闭动脉导管。该方法手术切口小,出血少,疗效好,术后恢复快,费用低。

一岁以后的动脉导管能自己关闭者极少,理想的手术年龄是≤3岁。因为此时血管组织较柔韧,手术操作方便,手术危险亦小。

成人以后由于心血管的病理变化严重,手术危险性增大,决定手术与否,要慎重考虑,但只要肺血管的继发性改变是可逆的,尚有左向右分流者均可手术。

合并有心内膜炎或心力衰竭时一般需抗炎、控制心力衰竭3个月后手术,少数经药物治疗不能控制时,应及时手术。当然,手术的危险远较单纯的动脉导管未闭的手术要高,如不做手术可因细菌性心内膜炎、心力衰竭而死亡。

♥ 动脉导管未闭手术方法有哪些

通常对于此类患儿目前施行的是胸腔镜下动脉导管钳闭术,只需在左侧腋下切一个1～2cm的切口,即可在胸腔镜指引下,用钛夹夹闭动脉导管。该方法手术切口小,出血少,疗效好,术后恢复快,费用低,值得推广。

除此之外常采用的手术方法如下。

一是常温心脏不停跳下行结扎或切断缝合,前者适合于大多数患者,用2道或3道粗线结扎,安全可靠偶有自通。后者的优点是杜绝了再通的机会。

二是心脏停搏体外循环下进行，主要有三种方法。第一种是结扎法：适合于婴幼儿及合并心内其他畸形需一期处理者。第二种是肺动脉内缝合法：适用于成人动脉导管未闭合并重度肺高压或合并有心内畸形者。第三种是补片缝合法：适用于肺动脉内开口在 1.5～2.0cm 之间的病例。

三是采用心脏介入治疗，即在心脏不停跳的情况下，用心导管技术在未闭导管内置入一阻塞装置，使其闭锁，避免了外科手术，减少了危险性。适用于单纯的导管在 1.0cm 以下、肺动脉高压程度不重的患者。

❤ 动脉导管未闭的手术风险有哪些

动脉导管未闭的外科治疗效果是肯定的。其手术死亡率随年龄、肺动脉高压的程度、合并畸形不同而不同。成人动脉导管未闭及合并肺动脉高压死亡率较高，原因主要有：长期重度肺动脉高压，术后可能出现肺动脉高压危象，导致心搏骤停及心力衰竭的风险；若使用传统手术结扎或者切断缝闭的方法，由于肺动脉组织较脆，易出现大出血或者血管撕裂的风险。故常采用经导管介入封堵治疗。

其他的风险包括左喉返神经麻痹、假性动脉瘤、乳糜胸等，概率较低。

介入手术的主要风险有溶血、封堵器脱落、主动脉及肺动脉夹层、主肺动脉及降主动脉狭窄、残余分流、外周血管损伤等。发生率一般也较低。

 ## 房间隔缺损的手术治疗

♥ 房间隔缺损是否可以自然闭合

在 1 岁以前少数小的房间隔缺损可自行闭合。

♥ 房间隔缺损是否需要手术治疗

房间隔缺损一旦确诊都应采取手术治疗。多数学者认为，只要诊断明确就应尽早手术以及时中止左向右分流，避免引起肺动脉高压及亚急性细菌性心内膜炎。

♥ 房间隔缺损什么时候做手术最好

手术年龄以 3 ～ 12 岁为宜，但缺损大的幼儿期即有充血性心力衰竭的风险，应不受年龄限制及早手术。45 岁以上患者手术死亡率较高。有研究表明，房间隔缺损患者在

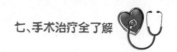

50 岁以后发生脑卒中的概率大为增加,因此即使存在一个小的房间隔缺损,也应该积极予以手术或者封堵。

♥ 房间隔缺损如何做手术

目前多采用经皮(经股静脉)心脏介入性治疗,即在心脏不停跳的情况下,用心导管技术在未闭房间隔缺损处置入一个阻塞装置,使其闭锁,避免了外科手术,减少了危险性,该方法可以在数字减影血管造影下进行,也可以在超声引导下进行。部分经皮(经股静脉)心脏介入性治疗没有成功的病例,有可能采用经胸部小切口介入封堵成功;对于房间隔缺损边缘不够,不适合以上描述的封堵的患儿,可以在体外循环下进行直视修补术,包括右侧小切口,胸骨下段切口,传统正中切口等。

♥ 房间隔缺损的手术疗效如何

房间隔缺损的手术效果可以肯定,多数患者术后症状消失,能正常参加工作和学习。死亡率一般在 1% 以下。

♥ 室间隔缺损、房间隔缺损、动脉导管手术后需要注意些什么

一般来说在顺利接受室间隔缺损修补手术以后,心功能还需要经过1～2个月的恢复期,在这个阶段家长应注意以下几点。

1. 少食多餐,保证足够的蛋白质和热量的摄入,给予的饮食应易消化。

2. 居室内保持空气流通,患儿尽量避免在人多拥挤的公共场所逗留,以减少呼吸道感染的机会。应随天气冷暖及时增减衣服,注意预防感冒。

3. 心功能处于恢复期的孩子往往出汗较多,需保持皮肤清洁,夏天勤洗澡,冬天用热毛巾擦身(注意保暖),勤换衣裤。

4. 保持大便通畅,若大便干燥、排便困难时,过分用力会增加腹压,加重心脏的负担,甚至会产生严重后果。

5. 定期去医院心脏外科门诊随访,严格遵照医嘱服药,尤其是强心、利尿药,由于其药理特性,必须绝对控制剂量,按时、按疗程服用,以确保疗效。每次服用强心药前,需测量脉搏数,若心率过慢,应立即停服,以防药物毒性作用发生,危及孩子生命。

6. 注意监测体温的变化,如有异常应及时就诊。

7. 注意观察伤口有无红肿、渗液等异常情况，如有异常应及时就诊。

8. 室间隔缺损修补手术后 3 个月如无异常发热等情况才可进行预防接种。

9. 保证充足的睡眠，避免过分哭闹，禁止剧烈运动，但不必整天躺在床上，提倡动静结合。

一般来说，室间隔缺损修补手术后的 2 ～ 3 年，如心脏外科门诊随访无异常可取消定期随访。

肺动脉狭窄的手术治疗

♥ 什么情况下肺动脉瓣狭窄需要手术治疗

目前，经皮肺动脉瓣球囊扩张术已成为治疗肺动脉瓣狭窄的首选方式。它具有创伤小、并发症少、住院时间短等优点。但它也有局限性，对于以下几种情况需要外科手术治疗。

1. 婴幼儿期有较明显症状的肺动脉瓣狭窄患儿，由于目前球囊长度的限制，球囊过长可能导致损伤其远端肺动脉或者右室流出道，因此在没有短球囊的情况下，不建议做导管球囊扩张术。

2.肺动脉瓣发育不良型患儿,由于导管球囊扩张术效果不佳、复发率高,建议手术治疗。

3.伴明显右心室流出道梗阻的患儿,由于导管球囊扩张风险极大,手术治疗相对安全。

4.部分极重度肺动脉瓣狭窄的患儿,可能伴右心室发育不良或右心室功能衰竭,仅做导管球囊扩张术不足以解除症状。

♥ 肺动脉瓣狭窄的手术方法有哪些

除经皮肺动脉瓣球囊扩张术外,肺动脉瓣狭窄的手术治疗均需要在全身麻醉和体外循环下进行。手术操作包括前胸正中胸骨切口,显露心脏。建立体外循环阻断心脏血流后,单纯瓣膜狭窄者切开肺总动脉根部,直视下分别切开融合的瓣膜交界直至瓣环,使其充分开放,然后缝合肺动脉切口。伴有明显右心室流出道梗阻的患儿则需切开右心室流出道前壁,切除狭窄的纤维肌肉隔膜或肥厚肌肉,以扩大右心腔。如流出道疏通后仍不够通畅,需要用心包等专用心脏补片缝补,增宽流出道。对于肺动脉瓣发育不良型的患儿,由于瓣膜已失去功能,需要切除发育不良的瓣膜组织,必要时可用自体的心包材料等代替瓣膜。同时,由于瓣环较小,往往需要用心包等材料增宽瓣环。肺动脉及其分支

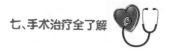

发育不良的重度肺动脉瓣狭窄的患儿,单纯瓣膜交界切开或心包补片增宽流出道还不足以改善缺氧状态,需行体循环 - 肺动脉分流术;对于部分伴右心室发育不良的,还可能需要进一步做腔静脉 - 肺动脉分流术。

❤ 肺动脉瓣狭窄手术后须注意些什么

肺动脉瓣狭窄的患儿术后右心室功能的恢复需要较长的时间,一般手术后3～6个月右心室功能才能完全恢复。在这个阶段,合理的饮食控制、限制活动量都是必要的。同时在医生的指导下,服用强心、利尿等药物帮助心室功能的恢复。家长必须注意观察患儿的尿量变化,如尿量减少,眼睑、足背出现水肿,往往提示右心室功能有下降趋势或有心包积液的可能性,需要及时就诊治疗。

法洛四联症的手术治疗

❤ 法洛四联症的最佳手术时机是什么时候

一旦患儿明确诊断,都具有手术指征。目前认为在1岁以内手术较为合适。因为随着年龄增加,患儿长期处于发绀状态,侧支循环建立,右心室肥厚持续加重,会影响最后手术效果。

♥ 法洛四联症的手术方法是怎样的

治疗法洛四联症有两种手术方式。

1. 减状手术(或者姑息手术)。这类患儿的肺动脉发育差,需要进行主动脉与肺动脉之间"架桥",将主动脉的血流引入肺动脉。这种手术方法目的是改善患儿青紫的程度,同时可以促进肺动脉的发育,为下次根治手术做准备。

2. 根治手术。对于肺动脉发育良好的患儿,可以进行一次性的根治手术,这样患儿的心脏结构得到完全矫正,手术后多数患儿基本能像正常的小儿一样生存和生活。

♥ 法洛四联症术后为何还有心脏杂音

这不是因为心脏内的缺损没有修补完毕。由于这类患儿肺动脉绝大多数会有少许残余的肺动脉瓣狭窄或者采取补片扩大右室流出道,因此血液流动在此处产生的湍流引起杂音。随着肺动脉发育情况的改善或者过一段时间内皮细胞生长覆盖使人工补片变得较为光滑,杂音会减弱。

完全性房室间隔缺损的手术治疗

❤ 完全性房室间隔缺损为什么要早期手术

由于完全性房室间隔缺损存在心房和心室两个水平的心内分流,房室瓣又存在反流,因此患儿的心脏负担非常重,加之存在肺动脉充血和肺静脉瘀血,继发严重肺动脉高压,这种患儿很容易发生呼吸道感染,后者又加重心脏负担和肺动脉高压,因此很容易出现心功能不全而死亡的情况。另外由于心脏瓣膜病变,随着时间延长,瓣膜的病变也会逐渐加重,增加手术的难度。因此患儿一旦明确诊断,应尽可能早期手术治疗,避免心功能不全、肺动脉及瓣膜病变加重的情况发生。

❤ 完全性房室间隔缺损有哪些手术方法

完全性房室间隔缺损的手术方法主要有两种。

1. 单片法。即采用一块补片同时修补房室间隔,然后对房室瓣进行整形,这种方法残余分流发生率低,但由于需要剪开房室瓣,对房室瓣的影响较大,术后残余瓣膜反流发生率较高。

2. 双片法。即采用两块补片分别修补室间隔缺损和房间隔缺损,然后进行房室瓣整形,这种方法不需要剪开房室瓣,对房室瓣的影响较小,但由于缺损暴露较为困难,术后残余分流发生率较高。

❤ 完全性房室间隔缺损手术后有哪些并发症

完全性房室间隔缺损手术后主要有以下并发症。

1. 残余分流。一部分患儿在手术之后可能存在左心室、右心室或左心房、右心房之间一定程度缺损和血液分流,对较小的残余缺损,可以不处理,对存在较大的缺损,影响心脏功能时需要再次进行手术修补。

2. 残余瓣膜反流。即共同瓣被分成左、右两个瓣膜后,左房室瓣、右房室瓣还存在一定程度的反流,多数完全性房室间隔缺损患儿术后都存在一定程度的反流,一般认为轻度以下的反流都是可以接受的,若出现中度或重度反流,需要手术团队评估,必要时需要再次手术成形,甚至进行瓣膜置换手术。

3. 房室传导阻滞。由于完全性房室间隔缺损心脏内传导系统变异很大,手术过程中很容易损伤传导系统,而导致Ⅲ度房室传导阻滞,这种患儿通常术后要安装临时性起搏器,使用一些增强传导系统功能的药物,如异丙肾上腺素、激素等,有部分患儿能恢复正常心率,但有部分患儿始终不

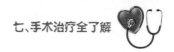

能恢复,需要安装埋藏式永久性心脏起搏器。

 # 肺动脉瓣闭锁的手术治疗

♥ 肺动脉瓣闭锁患儿为何会出现晕厥

一些严重的发绀型先天性心脏病、肺动脉瓣闭锁患儿常有晕厥史,医生称其为"缺氧发作"。当患儿吃奶、大哭和排便时,首先表现为呼吸困难、发绀加重,继而脸色灰白,失去知觉,甚至晕厥,严重的患儿可突然死亡。缺氧发作主要是因为患儿肺动脉瓣闭锁,肺动脉血流来自尚未关闭的动脉导管(正常儿出生后就自行关闭),如果动脉导管逐渐变小或收缩,便会造成肺循环的血流量更趋减少,中枢神经系统的严重缺氧,以致昏迷。一般来说应尽量避免吸氧,因为吸氧可能会促进动脉导管的关闭,使得缺氧更进一步加重。症状严重、发作频繁时应立即将患儿送往医院进行抢救,必要时急诊手术。

♥ 肺动脉瓣闭锁患儿何时手术为好

肺动脉瓣闭锁是一种复杂紫绀型的先天性心脏病,手术的时机需要根据患儿的不同病变程度做具体的分析,因此患儿被诊断为肺动脉瓣闭锁后需尽快前往心血管外科专科就诊。一般来说根据肺动脉发育状况和有无室间隔缺损来决定是否需尽快手术。对于无室间隔缺损的,如肺动脉发育好,无频繁缺氧发作,有机会行根治手术的患儿,可考虑2周岁左右行根治术。反之,须尽早行分期手术,改善缺氧症状,待以后行根治术。

对于合并室间隔缺损的肺动脉瓣闭锁,如肺动脉发育好,发绀明显,虽年龄小也可行一期根治术,但如肺动脉发育差,只能分期行 2 ~ 3 次手术。

❤ 为何有的肺动脉瓣闭锁患儿需要分期手术

这是因为有些肺动脉瓣闭锁患儿不适合做根治手术,由于肺动脉干闭锁,左右肺动脉或肺血管远端发育差,无法行根治手术(远端肺动脉分支狭窄,手术做不到),或因病情严重或复杂,做一期根治手术死亡率高,则先做分期手术,促进肺动脉分支发育,为以后根治手术做好准备。

❤ 肺动脉瓣闭锁患儿术后需要观察哪些情况

术后大多在监护室监护 3 ~ 7 天,待病情稳定后便可返回病房,如无特殊并发症可顺利出院,但必须重视术后的观察。

1.体温。应首先排除是否有上呼吸道感染,后检查伤口,有持续高热者,去医院检查血液,排除感染的可能。

2.心率和心律。一般出院患儿多服用地高辛,另外注意如心率时快时慢,或跳几下停顿一下,可能是心律失常,需要去医院检查。

3.口唇和面色。如做根治手术,手术后口唇、面色明显好转;如做姑息手术,术后常还会有口唇发绀,但这种发绀较手术前明显改善。

4.水肿。如术后水肿明显,家长需要认真检查是否按时给孩子服药了,剂量是否准确。否则,需要及时去医院检查。

完全性大动脉错位的手术治疗

♥ 为什么有的患儿需要马上手术,而有的可等上一段时间

大动脉错位后,因为两个心室承担的功能不同(左心室转变去承担肺循环的低压力,右心室转变去承担体循环的高压力),所以心室承受的压力也不同。如果室间隔是完整

的,那么连接肺动脉低压力的左心室压力会很快下降,一旦手术将大动脉调转,高压力的主动脉重新与左心室连接,左心室将无法承受高压力,因此无法完成将血液泵出以供应全身体循环的任务,手术后患儿不能存活。因此,手术年龄越小越好(一般不超过出生后3周),一定要在左心室压力下降、收缩功能明显减弱之前做手术。

如果有室间隔缺损,那么血流在左、右心室间可相互流动,两侧心室的压力能维持平衡,左心室虽然连接的是肺动脉,但承受的压力没有明显下降,左心室照样可以发育,左心室的收缩功能不会很快退化。但是肺动脉承受的是左心室收缩压力,容易发生肺动脉高压。因此,也应该尽早手术,手术年龄最好不要超过3个月。

♥ 为什么有的大动脉错位手术要分两次做

正如上一个问题所述的,这部分患者的室间隔是完整的,由于来治疗的时间已晚,年龄超过3周,那么连接肺动脉的左心室收缩力已下降,不能马上进行大动脉调转将主动脉连接到左心室上。心脏外科医生会采取分次手术的方法,先将连接左心室的肺动脉用带子环缩,使左心室的收缩阻力增大,经过2周左右的锻炼,左心室的肌肉变得肥厚,左心室的压力会升高。通过心脏彩超评价其生理指数,然

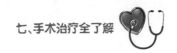

后对符合条件的患儿进行第二次手术,也就是彻底的大动脉调转术。这样患者的手术成功率明显提高。

♥ 完全性大动脉错位手术的过程是怎么样的

患儿全身麻醉后,手术在体外循环下进行。将体温下降至 18℃(平常人体温在 37℃左右)以降低全身各脏器氧耗量。先要将两根长错位置的细毛线般粗的冠状动脉游离出来,然后非常小心地将其种植到新的主动脉上。冠状动脉是供应心脏肌肉的血管,因此要精确地计算好新的冠状动脉走行的方向,如果有轻微的角度改变或受到周围大动脉的压迫,术后冠状动脉的血流肯定减少,从而导致心脏肌肉的血流供应减少,造成心肌缺血,患者术后是无法存活的。因此,冠状动脉的移位成功基本上确定了手术的成功。然后再将肺动脉和主动脉交换位置,整个手术就称为大动脉调转(switch)术。

♥ 完全性大动脉错位手术的风险性如何

完全性大动脉错位的手术多数在出生后不久进行,患者年龄小,体重轻,心脏畸形复杂,对大动脉的调转,两根冠状动脉的重新移植等要求非常高。如果合并其他严重畸形,如主动脉弓缩窄、主动脉弓中断或者冠状动脉解剖畸形,都会增加手术风险性。心脏手术不是一个简单的手术过程,还包括全身麻醉、体外循环、术后监护、术后护理等一系列治疗,任何一个环节对手术成功率都是至关重要的。

❤ 完全性大动脉错位手术的预后怎样,术后需要定期随访吗

手术的目的是将长错位置的大动脉矫正到正常位置,手术后的心脏从解剖结构上得到彻底矫正,能够恢复到正常人的心脏功能,预后较好。虽然手术风险较大,但还是建议患儿家长接受手术治疗。

大动脉调转后,新连接的大动脉吻合口随着患者的年龄增长而发育。但在部分患者的成长过程中可能会出现吻合口狭小,甚至梗阻,使心脏射血困难,最终导致心泵功能衰竭。因此,患者在手术后的一段时间内需要随访,心脏外科医生会根据具体的检查资料,评价心功能状况,血管通路有无狭窄,或狭窄的程度如何,是否需要再次手术扩大或跟踪随访等。所以,在术后 6 个月、一年,以及以后每隔一年应到医院检查直到成年。

完全性肺静脉异位引流的手术

❤ 完全性肺静脉异位引流的患儿应该在什么时候手术

完全性肺静脉异位引流是一种严重并复杂的先天性心脏，早期会出现肺动脉高压，进而并发心功能不全和肺血管梗阻性疾病。治疗原则是早期诊断，早期手术。如果不采取手术治疗，75%的患儿在一岁内死亡，如果患儿并发肺静脉回流梗阻，常常必须在新生儿阶段通过急诊手术来挽救生命，即使患儿无肺静脉回流梗阻且肺动脉高压较轻，也不能拖延手术时机，应该尽快及早手术，以防止疾病恶化。手术前必须应用强心利尿药和血管扩张药，防止慢性心功能不全的急性发作。

❤ 完全性肺静脉异位引流的手术方法是怎样的

心上型的肺静脉异位引流的手术方法是将汇总静脉与左房顶部吻合，结扎垂直静脉，用心包补片修补房间隔缺损；心内型的手术方法是将冠状窦顶部剪开，扩大房间隔缺损,然后用心包补片将去顶的冠状窦与扩大的房间隔缺损连接,这样冠状窦开口到左心房;心下型的手术方法是将汇总静脉与左房后壁吻合,结扎垂直静脉,用心包补片修补房间隔缺损;混合型肺静脉异位引流的手术方法根据不同解剖情况选择上述两种以上方法进行矫治。

❤ 完全性肺静脉异位引流术后并发症和护理应该注意什么

手术后常见的并发症包括吻合口梗阻、反应性肺动脉高压、心律失常和肺部感染等。吻合口梗阻产生原因多为吻合口水肿、吻合口扭曲和吻合口过小等。术后反应性肺动脉高压的原因包括肺梗阻性疾病、患儿哭吵、代谢性酸中毒、肺不张、房室瓣反流及吻合口梗阻等。心律失常多见于室上性的心动过速等。手术后患儿抵抗力下降,如果血流动力学不稳定,呼吸机依赖,容易并发肺部感染。手术后护理中必须加强肺部的物理治疗,包括经常翻身、拍背、呼吸道雾化和吸痰等,术后早期控制液体进出平衡,出院后也必须口服地高辛、呋塞米和卡托普利等药物,定期门诊随访。

心脏瓣膜疾病的换瓣手术

小儿也可以调换心脏瓣膜吗

对于小儿瓣膜性疾病的治疗原则是尽可能整形修复，只有当瓣膜损坏已无法修复时才考虑做瓣膜置换手术。小儿若需要置换瓣膜，大多选用机械瓣膜，一般小儿在 7～8 岁以后才能安装人工心脏瓣膜。

小儿换瓣后应注意哪些事项

一是心功能的维护。术后 3 个月内，是患者康复的主要阶段，注意让患儿保持足够的休息和睡眠。出院后应根据医嘱适当服药。定期到医院检查，心功能改善后可适当进行活动，如果状况良好，半年后可逐渐恢复至正常活动，但仍应避免剧烈运动。

另一个重要事项是抗凝血药物的应用。一般来讲换生物瓣者只需要抗凝血 3 个月，而换机械瓣者则需终身抗凝血。千万不要忘记按时吃药，否则会导致血液在瓣膜表面形成血栓及血栓脱落引起身体各部位栓塞，也可能造成瓣膜无法工作；若服用抗凝血药过量则会引起身体各部位出血。患儿家长应注意如下事项。

1. 应清楚服用药物的名称、剂量。根据医嘱每日在同一时间服用,不得随意改服抗凝血药品种、剂量及服药时间。

2. 出院后刚开始,每 1 ～ 2 周抽血化验凝血酶原时间 1 次,以后每隔 1 个月化验 1 次凝血酶原时间,第二年可 3 个月化验 1 次。凝血酶原时间就是表示患者的血液需花多长时间凝固,其结果应是正常人的 1.5 ～ 2 倍,若低于 1.1 倍或高于 2.5 倍,应增或减服药剂量的 1/8 ～ 1/4,并于 3 日后再化验,直至接近要求,具体情况还是要去专业的医生门诊随访,调整药物剂量。因凝血酶原时间易出现误差,目前更常用经过校正的国际标准化比值(INR)来作为参考,目前国外的指南建议,小儿换机械瓣术后,一般 INR 控制在2.0 ～ 3.0 是比较合适的。

3. 某些药物能干扰抗凝血治疗的效果。苯巴比妥类药物、阿司匹林、双嘧达莫、吲哚美辛、氯霉素、新霉素等药物能增强抗凝血作用,维生素 K 等止血药则削弱抗凝血作用。必须应用上述药物时,由医生指导及观察使用,并做多次化验检查,以调整抗凝血药物的剂量。

4. 某些疾病能影响抗凝血治疗的效果。肝炎、心力衰竭、发热、甲状腺功能亢进可致口服抗凝血药敏感性升高;腹泻时肠道吸收较差,可减弱口服抗凝血药的效果。

5. 抗凝血治疗期间应避免外伤,以防大出血。若出现齿龈出血、皮肤出血点等应及时检查,以调整服药剂量,在应用抗凝血药物期间要严密观察有无内出血的发生,如有无黑粪、尿、咯血、头晕、晕厥或突发性胸闷、偏瘫或失语等,若有,应立即到医院就诊,以便及时诊断、及时处理。外伤出血可局部压迫或加压包扎。

6. 若患者需要做其他手术,应咨询心血管外科医生,遵医嘱执行,在术后 36 ~ 72 小时要重新开始抗凝血治疗。

 ## 单心室的手术治疗

♥ 单心室患者什么年龄需要手术治疗

目前,单心室患者一般主张分期手术以减少手术死亡率,手术年龄根据患者的血氧饱和度和是否存在肺动脉高压而定,如果肺动脉狭窄十分严重,患者血氧饱和度低于60%,新生儿阶段可以施行体肺分流术,使体循环部分血通过人工血管到肺循环,以增加肺血氧饱和度,并促进肺动脉发育。如果患者无肺动脉狭窄,则存在严重的肺动脉高压,新生儿阶段需要通过肺动脉环缩术控制肺血流及肺动脉压力,否则充血性心力衰竭同样会导致患者早期死亡。如果单心室合并肺动脉狭窄,而血氧饱和度维持在 70% ~ 80%,

患者一般可以活到婴儿期,6 个月至 1 岁可以选择双向腔肺吻合术,2 岁以后再根据肺动脉的发育和心功能等情况,考虑改良房坦术(Fontan 术)。

♥ 单心室手术有哪些方式

体肺分流术、肺动脉环缩术、双向腔肺吻合术、改良房坦术(Fontan 术),根据不同的病情做不同的选择。

♥ 单心室患者手术后的护理要点和治疗结果是什么

手术后早期要注意进量和出量的平衡,如果尿量少要及时应用利尿药,根据年龄和体重控制饮食量。饮食要清淡,适当应用蛋白类食品,如牛奶等,忌盐分和脂肪过多的食品。手术后肺部护理十分重要,主要采用雾化和吸痰,同时服用化痰药,防止肺不张。手术后必须根据医嘱服用药物,包括呋塞米片、地高辛、氯化钾和阿司匹林等。手术后早期活动量要限制,注意休息,即使以后心功能改善,也要避免剧烈运动,因为心率增快和肺阻力增高不利于双向腔肺吻合术和改良房坦术(Fontan 术)后静脉血的回流。术后康复出院必须定期门诊随访,术后早期必须做心电图、胸片、

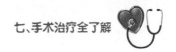

心脏彩超等检查,以排除心律失常、心包积液、胸腔积液和肺不张等。

 # 心律失常的手术治疗

♥ 心律失常什么时候需要做手术

　　小儿的快速性心律失常在一岁内的婴儿常见,特别是新生儿期,窦性心律不稳定,婴儿期易发生阵发性心动过速,随着年纪的增长,发育日臻完善而自行消失,一般孩子在出生后出现心律失常,如果只是窦性心动过速,或者偶发的房性、室性期前收缩,不需要特殊治疗。当孩子出现明显的持续性心动过速,通过详细地检查判断为需要治疗的心律失常疾病,如预激综合征、室上性心动过速等情况,首先使用口服的抗心律失常药,如果口服药物治疗无效,可选择经导管射频消融手术,心律失常的位置和类型不同,选择手术的年龄也不同,通常手术年龄 > 3 岁,房室结双径路的患儿最好 > 7 岁。对于危重的心律失常患儿,手术年龄至少 > 1 岁。如果是术后出现高度房室传导阻滞的患儿,即便宝宝只有数月,也可以安装永久起搏器。

❤ 手术怎么做,是不是微创,局部麻醉还是全身麻醉

手术是通过大腿根部和左侧锁骨下方 2～4 个针眼大小的孔进行的。通过穿刺血管,将很细的标测电极送达心脏特定部位,结合心内起搏及程序刺激,判断异常的心电传导的位置与顺序,并应用消融电极导管送达相应位置,应用其头端的射频电流产生热量,对异常传导途径及兴奋点进行可控性的破坏,达到治疗目的。对于心率过慢或者术后出现严重的传导阻滞的患儿,一般需要进行起搏器的植入,手术是将起搏器放置在前上方胸部的皮下,将电极通过皮下深入静脉内再到心脏内,通过起搏器和电极的电流刺激带动心脏跳动。

对于大一点儿的孩子,能够配合的,一般采用局麻方式进行手术。如果孩子年龄小,不能配合,则会加用镇静药物让孩子睡着后再进行手术,以保障手术安全进行。

❤ 手术之后还会复发吗

根据疾病的不同,手术的有效率有所不同,一般复发率仅有 4%～10%,个别疾病如房性心律失常、室性心动过速和室性期前收缩,根据位置不同,复发率为 10%～30%,而

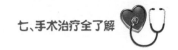

起搏器一般有年限限制，一般情况下十年需要换一台新的，具体要根据疾病种类、患者情况，面诊咨询专业的医生。

手术之后还要吃药吗

大多数情况，射频消融术后需要一段时间的抗心律失常药物治疗，需要维持 3～6 个月，具体根据患儿的复查情况决定。

❤️ 先天性心脏病手术有哪些风险

❤ 先天性心脏病手术后可以完全治愈吗

绝大多数先心病经过手术治疗后就治愈了，不会有后遗症，和正常人完全相同，也不需要特别注意，当然以后也不会复发。只有很小部分先天性心脏病，可能出现并发症，如残余漏等，需要再次手术。

❤ 先天性心脏病手术会有后遗症吗，手术后遗症的治疗手段有哪些

绝大多数先心病经过手术治疗后就治愈了，但一些复杂

的先心病手术后,可能因患者自身愈合不良等原因,会有一些后遗症或残余症,比如出现心律失常,甚至心力衰竭。所以也要重视手术的后续治疗,随着诊断和手术技术上的改进,目前许多术后残余症和后遗症,是可以得到彻底消除的;没有消除的,可以通过微创介入或手术方法得到纠正。

♥ 先天性心脏病术后为什么会出现"Ⅲ度房室传导阻滞",怎么能发现,该怎么治疗

因为一些先天性心脏病的心内畸形很靠近心电传导束(就像墙壁里面的电线),心脏手术时很难避免不伤到电传导束。Ⅲ度房室传导阻滞属于严重心律失常,应及时处理,可以通过心电图发现。如果发生了,先寻找病因,如洋地黄中毒、心肌炎等,积极纠正;使用提高心率药物,如阿托品等药物;同时考虑安装心脏起搏器治疗,心脏起搏器有临时起搏器和永久起搏器两种,需要根据病情选择。

♥ 先天性心脏病手术装入的人工物会引起排斥反应吗,先天性心脏病手术装入的人工物会脱落吗

先天性心脏病封堵手术的人工物不会出现排斥反应。

如果手术适应证掌握不好，由于封堵器边缘缺乏足够支撑，会造成释放后封堵器脱落的情况，此外选择过小的封堵器也是造成封堵器脱落的常见原因。放置后剧烈运动，放置封堵器的位置组织比较薄弱等也是封堵器脱落的原因。所以手术后一个月内应注意休息，养成良好的饮食和生活习惯，避免过于剧烈运动，根据天气变化适当增减衣物，预防感冒。

♥ 什么是残余漏，为什么会出现残余漏，术后残余该怎么治疗

这里主要指室间隔缺损手术后是否会发生"漏"。直径在 5mm 以下的室间隔缺损，一般采取直接缝合方式。较大的缺损要用补片，根据年龄和体重大小选择心包补片或涤纶补片。根据文献资料统计，补好的"洞"再漏的发生率约为 5%。

主要有以下原因。

1. 多发性室间隔缺损。常常是几个缺损合并在一起，有时手术时很难完全暴露清楚，手术中仅缝合部分缺损，尚有部分残留。

2. 缝线撕脱。在修补大的室间隔缺损时发生率高。在修补时为预防损伤缺损周围的正常组织，尤其是心脏的传

导系统,缝线只能置于缺损的浅表层,心脏恢复跳动后随着心腔内压力增加,部分缝线撕脱,导致残余分离。

3. 修补不完全。大多发生在小的室间隔缺损,特别是有假性室间隔瘤形成的患者,开口看起来较小,但基底部较大,如果仅将开口缝合,手术后常会发生残余分流。

4. 手术后发生感染。如细菌性心内膜炎,手术后补片周围一旦发生感染,缝线处常会撕脱,造成部分残余分流。

小量的残余分流(< 2mm)大多不需要手术处理,会自然关闭。对分流量较大的残余缺损,常需要再次手术治疗。

♥ 先天性心脏病的患儿为什么容易并发感染性心内膜炎,如果出现了该如何处理

先天性心脏病由于存在心内分流或血流增快,湍流冲击损伤心内膜,该处表面毛糙,遂使血小板和纤维素聚集,形成赘生物,血流中的致病菌就可以在赘生物中生长繁殖,容易导致感染性心内膜炎。

并发感染性心内膜炎后,需要住院积极控制感染,待感染控制稳定后,行手术治疗,清除感染灶及原发病。若感染性心内膜炎引起反复发热,感染无法控制,则应考虑冒险手术治疗,此时手术风险将增大很多。

❤ 延迟关胸是什么，是手术失败了吗

心脏手术中，心脏停止跳动，心内操作完成后心脏恢复跳动，重新开始维持血液循环，大多数患者都能够顺利完成这一过程，但也有一些患儿由于手术之前畸形特别复杂，或者心功能非常差，经过心脏手术和体外循环后由于大手术创伤严重，而且体外循环必然会对机体产生一定的不良反应。这些因素结合在一起，使得患儿出现心肌水肿，或者出血量偏多，一次性关胸对患儿的生命造成严重的不利影响，故而分两次手术，等心肌水肿消退或者出血量控制后，再关胸，以利于患儿的恢复。这是一种对于并发症的处理，而非手术失败。

先天性心脏病术后住ICU注意事项

❤ 手术后为什么要住到ICU

接受全麻体外循环下做心脏手术，手术结束后由于患儿还处于麻醉未清醒状态，没有自主呼吸，口插气管导管需要接呼吸机辅助通气来代替双肺呼吸，以及各项生命体征尚不稳定，需要ICU护士连续密切监测，发现病情变化及时汇

报干预处理。

♥ 住 ICU 后要准备什么物品

患者入住 ICU 后不需要穿自己的衣服,ICU 有专门的病号服,但和普通病房不同的是,ICU 为患者准备的是反穿衣,反穿衣长度及膝,方便各项特殊操作的进行和护理。

物品准备包括:梳子 1 把,脸盆 2 个(脸盆和脚盆),毛巾 2 条,干、湿抽纸巾各 1 包,一次性纸杯和吸管 1 包,一次性护理垫或尿不湿 1 包,可吸引牙刷数把。干、湿抽纸巾主要用于及时为患者擦拭口水、分泌物等。一次性纸杯主要是患者喝水喂药时使用。一次性护理垫或尿不湿主要用于处理患者的大、小便。

♥ 在 ICU 期间,要如何配合治疗护理

ICU 对患者来说是一个完全陌生的环境,当患者第一次从术后清醒时,会听到周围各种仪器运转或报警等声音,还发现自己口里插着管,不能说话,觉得口干,双手被约束带束缚着不能自由活动,不知道自己置身于何处等。患者这些感受,医护人员都熟知,护士会在患者清醒时,询问患者,让患者按照指示,睁开眼睛或闭上眼睛,来判断确定是否完

全清醒,并会告知手术已做好了,现在人是在 ICU 监护室,现在是北京时间几时,挂钟在视力可及范围,家人在 ICU 门口等;现在口插气管导管,需要跟着呼吸机一下一下呼吸,不要着急,尽量放松……还有因术后身体某些部位及动脉穿刺点有各类导管及监护仪器的导线,为了保证患者安全,双上肢会用约束带妥善固定,此为保护性措施,请患者不要紧张。

由于口中插管时不能说话喝水,如果想喝水、气道有痰或要大小便时,患者可以伸出大拇指表示要大便,伸出小拇指表示要小便,伸出食指表示要吸痰,握拳成空心就像一个小杯子,表示口渴想喝水。另外护士也会根据患者的情况询问各种需求,只要点头或摇头来表示特定需求就可以。护士会遵照医嘱给患者输液用药进行抗感染、营养支持等,所以虽然不能经口吃饭,但能保证患者的机体营养需求等。

气管插管拔管后应多做深呼吸,做有效的咳嗽,咳出气管内痰液,有利于呼吸道通畅,做肺扩张恢复肺功能,防止肺部感染。

❤ 术后一直觉得口渴,怎么办

气管插管状态时是不能从嘴里喝水的,护士会给患者解释让患者理解配合,也会采取措施保持患者的嘴唇湿润。

一般气管插管拔管后 6 小时,护士会尝试给患者少量进水,少量饮水是为了防止麻醉后引起呕吐而发生窒息造成生命危险,而且心脏病患者术后饮水量应严格限制,液体摄入过多会使心脏负荷加重,严重时会有心力衰竭的风险。

❤ 家人什么时候可以进来探视

为了保护患者,病房内不允许陪护。为保障患者充足的休息及抢救治疗工作顺利进行,ICU 制定了严格的探视制度,手术当天不探视,术后第一天起每日有固定的探视时间,其余时间谢绝探视。每天探视只允许两名家属入内,每次只能进一名家属,请大家事先商定进入人员并抓紧时间轮换。探视时请务必穿好探视服、鞋套,并佩戴好口罩、帽子。探视期间,医生将会向家属详细介绍患者的病情。

❤ 为什么 ICU 病房探视要限制人数

正常人体及呼出的气体会带有很多致病菌,由于正常人机体抵抗力强而不会致病。ICU 是一个危重症患者集中的场所,因为患者病情危重,身体虚弱,免疫力低下,易感性高,交叉感染的概率高,容易遭受各种病菌的侵害,不利于

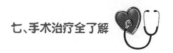

疾病的恢复,故探视时限制人数,是为了减少院内感染的发生,保证危重症期患者的安全过渡。

❤ 小儿先天性心脏病做完手术后多久可以开始下床走路

医生会根据患者的具体情况和手术效果,为患者提出一定的下床活动建议,按照方案执行即可。每个人的体质、手术情况不一,不便估计。一般建议不可活动过早,术后一周内尽量多卧床休息。

❤ 先天性心脏病术后护理要注意什么

❤ 术后的切口要拆线吗,出院后还要换药吗,需要涂什么药膏吗

现在的手术伤口一般采用美容缝合,使用皮内可吸收缝线和切口黏合胶进行切口闭合,所以一般不需要拆线。部分患儿由于出现缝线排异,导致缝线排出皮肤,那就需要到医院清除排出皮外的缝线。固定胸引管的缝线在拔除引流

管后 10 天左右,伤口愈合良好的情况下,可以拆线。

通常在伤口完全愈合前,每 3 天要对伤口进行一次消毒,更换无菌纱布。

如果伤口周围没有明显红肿,没有伤口裂开、局部鼓包等表现,且患儿体温正常,一般情况良好,家长可至药店购买消毒棉签或棉片以及无菌纱布自行换药。如果患儿抵抗力比较低(如新生儿)、平日出汗比较多,那么就要 2 天或者每天进行伤口换药。一般手术后 10 天左右伤口结痂脱落,痂皮下方皮肤组织生长良好,则不需要再换药。如果伤口出现裂开、局部鼓包、伤口周围明显红肿,那么就不能自行换药,需要至医院进行伤口的处理。一般情况下不需要涂抹药膏。

❤ 如何防治瘢痕,术后的瘢痕可以涂抹药膏让它变小吗

瘢痕的形成与手术对皮肤的损害有关,也与患儿的个人体质有关,瘢痕体质的患儿,瘢痕较大,可以尝试涂抹药膏,但是疗效不确切,具体的瘢痕治疗建议咨询整形科医师。

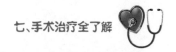

♥ 手术瘢痕出现增生或瘢痕疙瘩,进行瘢痕整形手术的最佳时期是什么时候

在孩子术后恢复良好的情况下,随时可以进行瘢痕整形手术。

♥ 手术后固定胸廓的钢丝是否需要取出

钢丝不需要取出,它不会对儿童身体及生长发育产生任何影响。

♥ 小儿术后切口感染该怎么办

建议立即去医院就诊。

♥ 先天性心脏病术后返回病房,小孩身上很多管子,父母可以抱他吗

可以,不过要避免牵拉各种管子。

♥ 孩子术后总是有痰怎么办,术后家长要如何进行肺部护理

当孩子有痰时,除必要的化痰药外,还应鼓励其自行咳嗽排痰,家长可拍背帮助孩子排痰(尤其小婴儿,注意拍背时手呈弯曲空心状,从孩子背部自下而上有节奏地拍击,手要有一定的力度),必要时示指、中指分开,按压气道几次,迫使孩子咳痰,有助于痰的排出。定时翻身、改变体位、拍背、雾化吸入等都是有效预防肺部并发症的护理,对于已发生肺部并发症的患儿,可采用物理方法包括体位引流、拍背、震颤、指导有效的咳嗽、吸痰来清除气道分泌物。

♥ 患儿术后缺氧怎么办

患儿术后出现缺氧基本都是因为术后肺部感染;若在住院期间,可立即予以持续吸氧,并加强拍背体疗,未改善立即呼叫医生;若在家里,立即予以拍背、改变体位等方式处理,未改善,立即去医院就诊。

♥ 手术后怎样预防胸骨畸形,怎样预防鸡胸

患儿出院后,3个月内尽量平卧,以减少侧卧对胸骨的

挤压;3个月内避免爬行动作,以免造成对胸骨的牵拉;3个月内避免牵着孩子的手走路;使用胸带固定胸骨;抱孩子的时候要平着抱,不能让胸骨成角。

先天性心脏病术后如何安排饮食

♥ 先天性心脏病术后小孩吸母乳时出现呛咳,父母该怎么做

如果孩子发生呛奶,要迅速将孩子侧过身来,轻轻拍背。如果拍背后,孩子仍然没有哭声,家长就要迅速拨打120送孩子去医院急救。轻微的溢奶、吐奶,孩子自己会调适呼吸及吞咽动作,不会吸入气管,只要密切观察孩子的呼吸状况及肤色即可。

如果大量吐奶,须按照以下步骤实施急救:首先应立即让孩子侧过身卧在你的腿上,头的位置低于身体的位置,用手轻轻拍打其后背数次,让呛入的奶汁咳出来。如果第一步无效,就用力刺激孩子的足底,使孩子因疼痛而哭出声,这样孩子就会自主呼吸了。检查孩子的口腔及鼻孔中有无残留的奶汁或奶块,用干净的棉签或纱布拭去。

如果呛奶后孩子的呼吸很顺畅,最好还是想办法让他再

用力哭一下,观察孩子哭时的吸气及吐气动作,看有无任何异常,比如声音变调微弱、吸气困难、严重凹胸等,如有则要立即送往医院;如果孩子哭声洪亮,中气十足,脸色红润,则表示无大碍。

♥ 手术后为什么需要禁食,禁食多久,恢复到什么情况下才能饮食

在麻醉状态下,手术操作会刺激腹膜或内脏,麻醉药物对消化系统产生不良影响,可引起呕吐;由于麻醉作用,患者呼吸道的保护性功能已减弱或消失,故呕吐的胃内容物可被误吸入呼吸道,若误吸入肺会导致吸入性肺炎,若阻塞呼吸道会导致窒息。一般术后或者拔除气管插管后 6 小时才能饮食,最初应以流质或半流质饮食为主。

♥ 先天性心脏病孩子术后吐奶,消化不好,该如何喂养

1. 建议采用母乳喂养,增强婴儿机体的抵抗能力,并采取少量多餐的方式,按需喂奶。

2. 分段喂食,一次不能喂太多,中间应给予休息及排气数次。

3. 喂奶时随时注意患婴面部情况,如出现发绀、呼吸过快时,应立即停止喂奶。

4. 喂奶最好抱着喂,采用半坐卧姿,将孩子上身抬高45°抱着,而发绀型患儿采膝胸体位(膝盖靠近胸口),有助于增加吸吮力和消化能力,婴儿吸吮不易疲倦。

5. 喂奶完毕之后,应抱着婴儿轻拍背部排气,予以右侧卧位,抬高床头并观察有无溢奶现象出现。呛奶现象严重的婴儿可改喂婴儿米粉,以免奶呛入气管,造成窒息或引发肺炎。

6. 呕吐或大量出汗的体弱小婴儿可用鼻饲法喂养。

7. 吐奶处理:把婴儿的头侧到一边,轻拍其背部,让口腔内残余的液体流出,以防吸入气管,并且清洁口腔。

8. 添加辅食:建议与正常婴儿同步。

♥ 患儿术后吃东西有什么禁忌,如何控制食量

1. 因为患儿的年龄比较小,要加强能量,同时也要注意患儿的吸收能力。患儿能吃流质和半流质的食物的时候,家长应该给孩子补充高蛋白和高纤维素,这样能够起到加强营养的作用,还能够预防患儿出现便秘,要注意饮食,要少量多餐,一次饮食不要过量,另外也要有所注意,避免患儿出现脱水等症状。

2. 患儿在吃东西的时候,要避免摄入过多的盐分,多吃容易消化的食物,孩子在治疗期间,有可能要使用一些利尿剂等药物,这时候应该限制水的摄入量,避免对患儿造成身体的影响,以免患儿出现水肿或者心功能不全。

3. 让患儿多吃一些富含钾元素的食物,比如说香蕉、木瓜、苦瓜以及菠菜等,这些饮食有助于预防患儿的低钾血症,吃的食物要新鲜。选择零食和饮料时,要严格控制盐分的摄入,另外不要吃含碱的馒头或者苏打饼干。

♥ 先天性心脏病的患儿如何控制水分摄入

1. 体重 10kg 以内的患儿:每日液体量为 80ml/kg;若患儿饥饿,营养不良,心肺功能尚可,肝脏不大、不肿,每日可增加到 100 ～ 120ml/kg。

2. 体重 10-20kg 以内的患儿:每日液体量为 800ml+ 超过 10kg 体重数 ×50ml/kg。

3. 体重超过 20kg 的患儿:每日液体量为 1300ml+ 超过 20kg 体重数 ×20ml/kg。

4. 1 岁以上患儿可适当吃米饭、水果等,香蕉、苹果等含水量较少的食物可不计入饮水量,但稀饭、梨等含水量多的食物要记入饮水量;每天根据出量(包括小便、大便、呕吐、出汗等)可以适当增加或者减少摄入量。

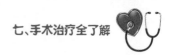

5. 手术 1 个月后，若肝脏大、水肿、心肺功能差，依然要限制水分摄入量。

❤ 患儿术后能补钙吗

绝大部分患儿术后都口服利尿、补钾药物，还有部分患儿需口服地高辛。补钾、利尿药会造成血钾的不平稳。此时补钙，如果没有严密的监护措施，容易造成危险。因此，一般主张在停用补钾、利尿药、地高辛之前，最好不要补钙。

❤ 术后孩子不吃饭怎么办，腹胀、腹泻怎么办

1. 建议给患儿的喂养方法做一个调整，要规律饮食或是少食多餐，不要让患儿每餐吃得太多太撑。生活中往往会看到很多孩子撅着个大肚子，吃得肚大浑圆的，很多家长还沾沾自喜觉得孩子吃得多是好事，可是这样暴饮暴食，吃得过撑反而会加重胃肠负担，让胃肠超负荷工作，久而久之胃肠功能会减弱，无力消化，导致消化不良、胃肠功能紊乱，所以，要严格控制饮食量。

2. 建议孩子出现积食的情况后（当然，在没有出现积食的情况时也要注意）注意饮食清淡，以易消化、软烂、稀的食物为宜，如米汤、面汤、米糊等，高蛋白高脂肪的食物不要

吃,尤其不要让孩子吃油腻的食物,很多孩子喜欢吃汉堡、薯条、炸鸡之类的,而很多家长会在孩子哭闹之后买给孩子吃,孩子吃了是不好消化的,所以还是尽量不要吃。

3.可以给孩子吃些帮助健脾消食的食物。

4.建议家长让孩子多做一些户外运动,跟小朋友一起做做游戏、跳跳绳、捉迷藏等,跑跑玩玩,也能消食。不要让孩子整日窝在家里,不是看电视就是玩手机,这样不仅对眼睛不好,也不利于消化。

严重腹胀会影响患儿的呼吸,易导致进食后误吸,应及时就诊;严重腹泻会导致患儿脱水甚至危及生命,应及时就诊。

 # 先天性心脏病术后怎样服药

❤ 先心术后药物要服用多久

一般说来,如果术后3个月复查未见明显异常,就可以考虑停药了。不同的疾病,服药的时间会不一样,这个得由医生来决定。

♥ 术后吃哪些药，要吃多久，会有什么副作用

出院后会根据恢复情况带一些强心苷类药物（地高辛）、利尿药（螺内酯、氢氯噻嗪、呋塞米等）、补钾药（氯化钾缓释片）等，按医嘱服用，一般可服用 1～3 个月，根据恢复情况适当停药；注意尿量，若出现食欲差、恶心、呕吐，要注意是否出现低血钾，可去当地医院检查电解质，纠正电解质紊乱，必要时复查心脏彩超看是否有心包积液。

一般术后恢复良好的话，不会影响生长发育及智力发育。

♥ 吃药过程中应该怎么去观察，怎么随访，吃的药物需要调整吗

吃药过程中观察以下方面：尿量是否显著减少，颜面、眼睑及脚踝是否浮肿，精神情况是否良好、食欲是否减退，腹部是否饱满、隆起，是否呼吸困难、鼻扇、能否平卧等。如有出现以上情况，应立即就医，根据医生建议进行药物调整。

八、术后复查不能忘

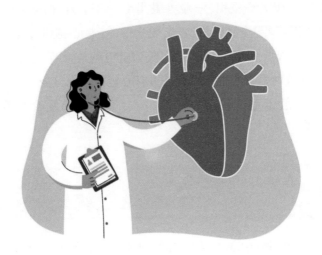

 先天性心脏病术后如何复查

不同阶段需要进行不同检查

1. 出院后1个月或第5周,找当地医生用听诊器听听:肺里有没有痰;心率快不快、心律齐不齐;摸一摸肝脏大不大；看看孩子的脸、腿、脚肿不肿。

2. 3～6个月需要做1次心脏彩超、胸片及心电图检查。

3. 6个月后,病情比较重的患儿还未恢复正常仍需半年复查1次。

4. 法洛四联症患儿,99%以上还会有心脏杂音。

就诊复查时带上出院小结、最近一次的各种检查结果。

先天性心脏病患儿治愈后需要特别注意什么

一般出院后2周内每天上、下午各测一次体温,看看孩子是否有发热症状。如发热家长不必惊慌,要结合孩子是否有咳嗽、流涕等感冒症状。如果孩子诉说胸口处伤口疼痛,家长要警惕伤口感染的问题。如果持续发热不退,应带孩子到当地医院就诊,必要时做化验检查,以排除手术后感染。

出院后2周内家长要每天观察伤口情况,如果孩子诉说伤口疼痛,拒绝碰触,且伤口处出现红肿、裂开、流脓等则应及时到医院就诊。

出院后出现哪些症状需要立即到医院复查

当出现原因不明的心慌、气短、呼吸困难、发绀、恶心、呕吐、食欲不振、浮肿明显,应及时到医院就诊,查明原因予以治疗。

术后复查胸片报告肺纹理增多,严重吗

肺纹理增多是气管炎的影像学表现,感冒、咳嗽会引起肺纹理增多。如果是近期有感冒、咳嗽,可以口服抗感冒、止咳药物治疗;如果没有感冒的话,建议两周以后再去复查胸片。

成人的先天性心脏病做完手术就没问题了吗

简单的先天性心脏病做完手术,术后复查未见明显异常,基本就没有问题了,只要定期复查就好;对于一些复杂的先天性心脏病,术后部分心脏结构仍未恢复正常,仍需长期口服药物治疗,定期复查,必要时可能还需要二次手术。

九、居家生活要留意

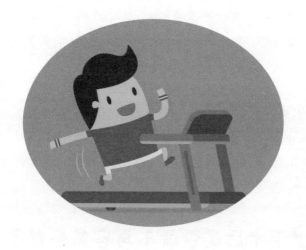

❤ 先天性心脏病术后可以乘坐飞机吗

只要手术成功，术后恢复基本正常，孩子没有特殊不适症状，无论是哪种手术方式，术后出院回家就可以坐飞机和火车。

患有先天性心脏病的小朋友可以打疫苗吗

先天性心脏病一般在早期未出现心脏功能改变,预防接种不会对他们产生严重的影响,对这部分患儿进行预防接种是安全的。我们认为只要心脏功能正常不合并其他免疫缺陷疾病,进行预防接种是安全的、有效的。对所有受种儿童每次接种前都进行全面的体格检查,在判定无发热、无感染、无严重的营养不良、无心功能不全、无过敏性疾病的状态下才进行疫苗接种。一般心脏术后患儿精神、体力基本恢复正常(3 ~ 6 个月),无免疫缺陷,不伴有其他疾病,均可接种疫苗。

 ## 手术后是否就不再容易感冒了

先天性心脏病患儿一般来说,在术前容易患感冒,因为术前心脏有些畸形,肺的血流比较多,肺的抵抗力会比较低下,和正常的孩子相比,更容易患感冒或者肺炎;在手术后患儿的心脏畸形得到了矫治,血流动力学恢复到了正常的状态,术后肺的抵抗力就会得到改善,全身的抵抗力也能得到改善,再患感冒的概率和正常儿童就没有什么区别;如果治疗后的患儿再患感冒,治疗方法和正常的孩子是一样的,没有任何区别。术后心脏功能恢复良好,服用药物和正常人相同,没有什么特殊的禁忌证。

先天性心脏病术后可以洗澡吗

先天性心脏病患儿手术后5～10天出院时手术切口已基本愈合,如孩子心功能良好且需要,可在保证合适环境温度(20～25℃或以上)防止患儿着凉、感冒的情况下适当洗澡,使其保持愉悦的心情,对术后恢复有利无害。但需要注意洗澡时间不能过长(5～10分钟为宜),且伤口最好不要浸水。对有些出汗多、心功能状况不适合洗澡的孩子,为避免经常更衣着凉引起感冒发热,引发肺炎,可用小方毛巾垫于前胸和后背,定时更换以防止孩子着凉。

先天性心脏病患者术后可以去高原地区吗

高原低压缺氧,人到高原后机体的各个器官会发生代偿性的变化,对心肺功能都会产生影响,如果存在心肺基础疾病的情况不建议去,发生高原反应或者其他严重高原病的风险较大。一般在先天性心脏病术后复查心肺功能恢复良好的情况下，可以去高原地区，不过要事先备好氧源。

做完手术后，孩子的成长过程中还要注意什么

适当注意休息，饮食以普食、半流质、高蛋白、低盐、高纤维素饮食为主，少量多餐，勿暴饮暴食，限制烟、酒、茶、咖啡及刺激性食物。适当参加体育锻炼，遵医嘱按时服药，做好患儿心理辅导，按时复查。

有的患儿手术后回家为什么会害怕黑夜，如何做好患儿术后的心理辅导

患儿离开家里到医院，经历了恐惧，惧怕打针、吃药、手术及换药，手术不仅对身体创伤较大，而且对精神心理也有较大的负面影响，不少患儿会出现情绪低落、惧怕一个人、惧怕黑夜。患儿出院后，家长要和他们多接触、多交谈，使其尽早消除恐惧心理。家属要做好患儿的心理护理，要善于了解儿童的心理变化。

先天性心脏病的患儿手术成功后,将来可以正常参加工作吗

先天性心脏病的患儿手术成功后,其血流动力学恢复正常,可以像正常人一样工作和生活。

小儿先天性心脏病做完手术后多久可以开始做扩胸动作

非开胸手术,术后即可进行扩胸动作;如果是开胸手术的话,建议手术3个月后开始轻微的扩胸动作。

出院后多久可以开始做跑步等剧烈的运动

一般术后6个月内不主张孩子进行剧烈活动,如跑、跳等。心功能正常者,可在房前屋后走走、晒晒太阳;心功能较差者(肝大、水肿、呼吸心率较快、精神食欲差),则要严格控制活动量,多卧床休息。

简单的房间隔缺损、室间隔缺损、动脉导管未闭或肺动脉狭窄在术后1个月后可以上学,参加较轻的体力活动。

对于复杂的先天性心脏病患者术后恢复过程应更长一些，不宜像正常人一样从事体力活动和剧烈的体育锻炼。术后 3 ～ 6 个月，根据孩子实际情况，因人而异逐渐增加活动量，但仍要注意控制活动量。

❤ 做完手术出院后可以做的居家康复运动

术后 3 个月是心脏手术恢复的重要时期，应限制活动量。心功能正常者，可在房前屋后走走，晒晒太阳。

心功能较差者（肝大、水肿、呼吸心率较快、精神食欲差），则要严格控制活动量，多卧床休息。

每天早晨起床后，家长评价一下患儿的身体状况，睡眠情况，是否有不适的感觉。可以监测一下心率和血压。如果患儿感觉良好，可以计划一天的活动了。如果发现一闹起来就很难安静下来，次数多时还是要去医院进行复查。

小儿运动量要逐渐增加，在有明显疲劳和胸闷的感觉时，要及时停止锻炼。当出现原因不明的心慌、气短、呼吸困难、发绀、恶心、呕吐、食欲不振、浮肿明显等情况时，应及时到医院就诊，查明原因予以治疗，千万不能大意。

💠 患儿已开始回归校园学习生活，能否上体育课

术后半年经医生复查证明若恢复良好，可以上体育课，但是要以适量的运动为佳，避免剧烈运动（如跑跳、追逐打闹等）和重体力劳动，可逐渐地增加运动量和强度。一旦运动中感觉不适，随时停下休息。

💠 肺动脉高压可以剧烈运动吗

肺动脉高压的主要症状是呼吸困难、气促、胸痛、头晕等。呼吸困难、气促是最常见的症状，多为首发症状。胸痛是由于右心负荷增加，耗氧量增多，即冠状动脉供血减少，引起心肌缺血所致。肺动脉高压患者在剧烈运动时会导致机体耗氧量急剧增加，从而加重患者呼吸困难、胸痛、头晕等症状，严重时可能诱发心肌梗死，尤其在肺动脉高压后期，患者出现肺心功能失代偿时，剧烈运动导致患者出现急性心肺功能衰竭，可危及患者生命。所以，肺动脉高压患者不能剧烈运动。

做完手术后，日常生活中如何调理营养

有些家长盲目地认为孩子做完手术后，应让孩子多吃些大鱼大肉，补补身子，但这样的做法对于心功能较差的患者会增加心脏负担，初期可给予这些患者一些易消化的软食，如面条、馄饨等。慢慢增加补充营养，多食用营养价值高、易消化的食品，如鱼、鸡蛋、瘦肉、各种水果和蔬菜等。

先天性心脏病术后的婴儿在喂养时要特别注意吗

食物的消化吸收，直接影响到患儿术后的恢复情况。长时间气管插管后，患儿的吞咽及咳嗽反射能力严重减退，在进食时，易发生呕吐、溢奶、误吸。一旦发生误吸，可危及生命。

吞咽无力的婴儿，喂养要耐心，少食多餐，避免劳累。餐毕，竖抱婴儿拍嗝。入睡时，将婴儿头侧向一边或半卧位。由于咳嗽无力，痰液淤积于咽喉，易造成呕吐，务必拍背使其咳痰后再进食。

先天性心脏病术后的饮食禁忌

术后饮食禁忌包括以下几个方面。

1. 严格控制盐的摄入。盐的主要成分是钠和氯,而钠在人体内具有"水化"组织的作用,体内的钠和氯大部分都是从尿中排出的。血液中钠离子浓度过高会引起体内大量水分的潴留,造成患儿全身水肿、肝脏肿大,增加心脏的负担,严重的还会导致心力衰竭。同时,饮食过咸也是造成高血压的重要原因之一。所以先天性心脏病手术后的患儿的饮食一定要偏淡些,腌腊制品、咸蛋、咸鱼等含盐量过高的食品尽量不要食用。

2. 不宜多吃巧克力等甜食。心脏手术之后,当孩子不愿意吃饭时,不少家长喜欢给孩子吃巧克力,以为这样可以保证营养。巧克力的主要成分是脂肪和糖,热量很高,但所含的蛋白质和脂肪的比例与孩子的正常需要量相差很大。多吃巧克力易造成消化不良、大便秘结、食欲减退。同时巧克力含有咖啡因等成分,食用过多不仅会使孩子过度兴奋、影响休息,而且对大脑发育带来一定的不良影响。

3. 不宜多喝罐装饮料和冷饮。目前市场上出售的罐装饮料品种繁多,不少饮料的成分主要是糖或糖精、香料、色素和水,缺乏营养。冷饮也是孩子喜欢吃的,但大手术后患儿的消化器官尚处于恢复调整阶段,这时消化功能往往较弱。过冷的食物进入胃内会刺激胃黏膜血管收缩、胃液分泌减少,影响食物在胃肠道内的消化过程,同时也会减弱消化道的杀菌能力,导致胃肠道发生感染性疾病。

4.不宜盲目进补。有些家长认为人参有滋补作用,于是给术后的孩子喝参汤。人参确有强心壮体、补气生津的功能,但不同的人参具有不同的性能,服用不当反会引起胃口减退、鼻子出血、烦躁不安等症状。另有一些补品对生长发育期间的孩子并不适宜。最好的术后"补品"乃是天然食物。

家长只要按着上述的几项原则,在孩子每天的饮食中注意荤素搭配、粗细均衡,在烹调时注意防止营养素的流失和破坏,确保一日三餐吃饱、吃好,孩子一定会尽快恢复体力的。